Thayna Giovana Barbosa Batista

A VIDA COM ALGUNS PARAFUSOS A MAIS

1ª Edição

Thayna Giovana Barbosa Batista
Presidente Prudente-SP
2022

Título: A vida com alguns parafusos a mais
Autora©: Thayna G. B. Batista
Ilustrações©: Thayna G. B. Batista
Revisão: Alvina Rotta.
Participação especial: Kátia Batista, Dr. Flávio Porto e Dr. Rodrigo Andrade.

Esta obra foi registrada pela CBL-Câmara Brasileira do Livro.

ISBN: 978-65-00-42033-3

Dedicatória

Dedico esta obra primeiramente a Deus e, também, às pessoas que mais amo no mundo: meus pais, Kátia e Roberto, e minha irmã Poliana, que são minhas fortalezas e maiores inspirações.

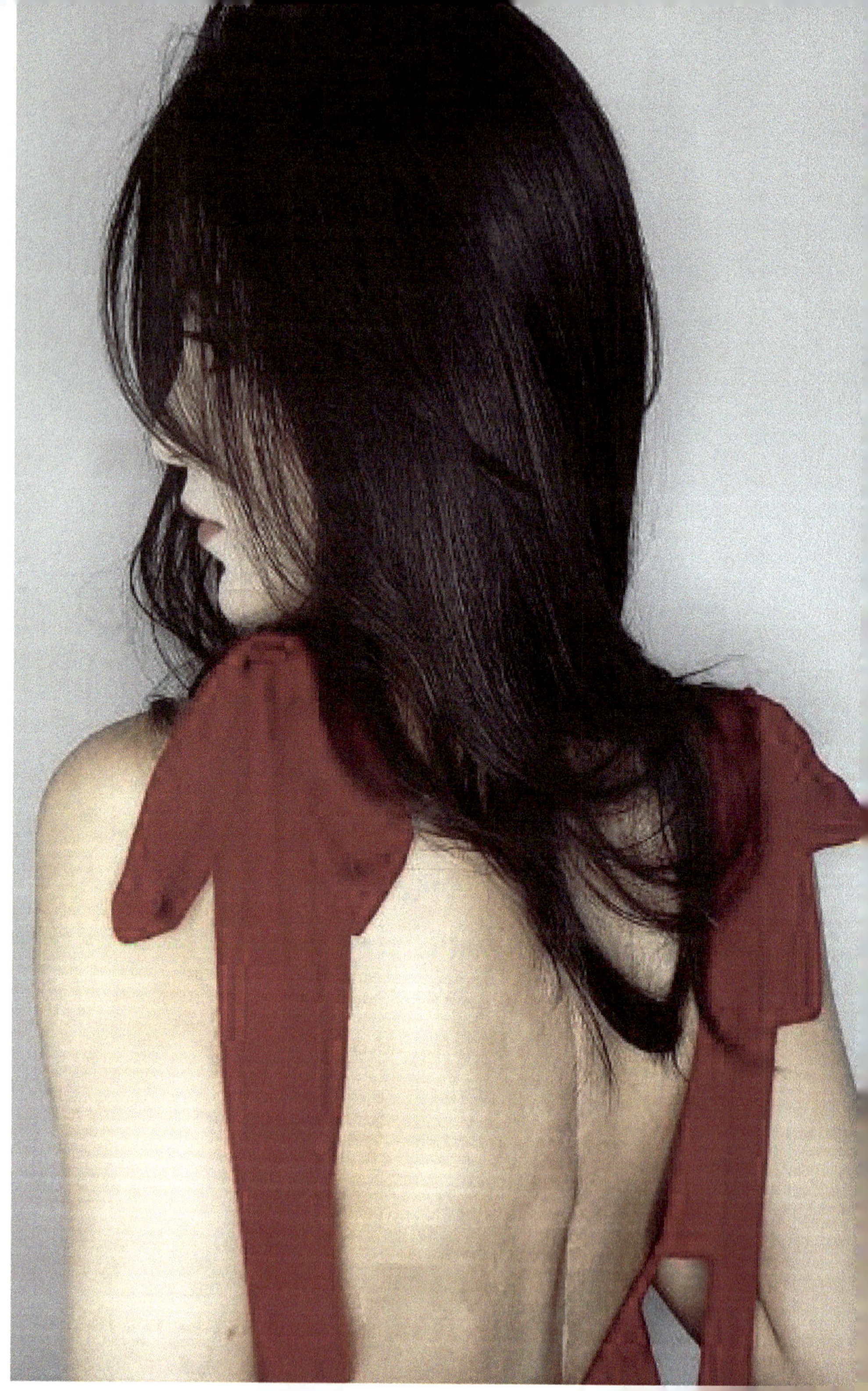

Sumário

Introdução

Todos os dias da minha vida, sou capaz de perceber que a minha missão na Terra é ajudar aqueles que estão ao meu alcance e, todos os dias, Jesus tem preparado situações para me mostrar que o fato de eu ter nascido com escoliose não foi e nunca será em vão.

Eu sou uma pessoa que acredita muito em propósitos, creio que nada em nossa vida acontece por acaso, pois, na minha concepção, todas as fases – sejam elas boas ou ruins – são de extrema importância para o nosso amadurecimento. Logo, a maneira como cada um age e encara seus desafios é extremamente significante para definir, futuramente, como será sua personalidade e percepção de mundo.

Quando estamos passando por alguma adversidade, geralmente nos lamentamos e nos indagamos por que o caminho tem que ser tão árduo, questionamento ao qual se soma outro similar: por que nós fomos escolhidos para vivenciar situações tão difíceis em nossa vida?

Esses questionamentos são necessários e, confesso, que em algumas ocasiões já passaram também pela minha cabeça, mas Deus nunca me desamparou. Na verdade, Ele estava me preparando para grandes vitórias em minha vida, sinalizando, de alguma maneira, que sempre esteve e sempre estará no controle de tudo.

Em relação à escoliose, não é diferente. Assim como eu, outras pessoas, ao descobrirem a deficiência ou ao começarem uma nova etapa de tratamento, também já passaram por esse processo de insegurança e aceitação e, volto a afirmar, é algo perfeitamente natural, pois essas condições envolvem mudanças importantes em nosso corpo e, consequentemente, em nossa vida. No entanto, não devemos encará-las como um "empecilho" para buscar a realização de nossos sonhos e viver a nossa vida, mas, sim, buscar a melhor maneira de lidar com a circunstância, para o bem da nossa saúde física e mental.

Isso acontece porque nós, seres humanos, nos acostumamos a crer que estamos sempre no controle de tudo que nos diz respeito, por conseguinte, quando nos deparamos com uma situação nova, em que precisamos tomar uma decisão importante, que pode transformar nossa vida para sempre, é natural sentirmo-nos inseguros e temerosos.

A vida é totalmente imprevisível, e eu compreendo que não é fácil se deparar, de um dia para o outro, com um impasse por cuja solução apenas você será o responsável, ou seja, tomar a decisão mais adequada entre seguir ou não um tratamento, visto que implica mudanças em seu próprio corpo.

O medo é um sentimento natural e compreensível, mas tememos, em geral, aquilo que é desconhecido ou pouco divulgado. Minha intenção é, portanto, quebrar o tabu que envolve a escoliose e mostrar a todas as pessoas portadoras dessa deficiência que elas não estão sozinhas, que o tratamento existe e está cada vez mais avançado, para o nosso bem-estar, logo, não há o que temer e, muito menos, que esconder.

É comum que, por insegurança e medo de comentários indesejados, principalmente durante a adolescência, muitas pessoas com escoliose tentem esconder a curvatura ou o aparelho ortopédico, pois, por ser algo diferente, acaba chamando a atenção dos que não conhecem a realidade dos portadores dessa deficiência.

Por isso, julgo de extrema importância a divulgação de conteúdos sobre esses assuntos. Atualmente, com a fácil acessibilidade à internet, venho acompanhando uma quantidade crescente de influenciadores que fazem uso de colete ortopédico, expondo seu dia a dia com o aparelho, trazendo representatividade a tantas outras pessoas que se identificam com a situação e mostrando que não há motivo nenhum para se esconder ou se envergonhar, pois é uma etapa muito importante do tratamento que deve ser seguida à risca, para o seu bem-estar.

Deus sabe a hora certa de tudo acontecer, e se Ele colocou em nosso destino alguma adversidade, é porque sabe que seremos capazes de enfrentá-la e vencê-la, dando-nos a possibilidade de evoluir e aprender com tal circunstância. Ao aceitarmos que não temos total controle sobre todos os acontecimentos de nossa vida, e que somos responsáveis pela maneira como agimos e escolhemos afrontar a dificuldade, as coisas começam a progredir. A partir daí, o medo e a insegurança são substituídos pela força e pela fé de que dias melhores virão, na certeza de que Deus tem um propósito para a vida de cada um de nós.

Como diz o meu escritor favorito, John Green, "a dor precisa ser sentida", e eu complemento esta frase dizendo: na hora certa, a "dor" irá passar e dará lugar apenas a recordações do processo que tornou a pessoa mais forte e madura.

Após o lançamento do meu primeiro livro, "Para guardar do lado direito do peito", pude conhecer uma comunidade enorme de meninas e meninos espalhados pelo Brasil inteiro (e até de outros países) que convivem com a escoliose, fizeram uso do colete, passaram por sessões de fisioterapias e até alguns, que também se submeteram a procedimento cirúrgico.

Quando me dediquei a ajudar pessoas com escoliose, pude, pela primeira vez, me deparar com minhas redes sociais repletas de matérias relacionadas a essa deficiência e de pessoas compartilhando suas histórias, o que me fez perceber como era limitada minha visão anterior de que "só eu tinha escoliose". A internet é uma porta para o mundo, e quando sabemos usá-la a nosso favor, adquirimos conhecimento, temos acesso à ciência e a diversos profissionais que trabalham todos os dias para melhorar o bem-estar de seus pacientes.

Em 2016, no ano em que realizei minha cirurgia, eu conhecia poucas pessoas que também haviam passado pela mesma experiência e sentia a necessidade de ter alguém com quem trocar ideias sobre o assunto. Hoje, ao ver centenas de pessoas compartilhando publicamente na internet suas histórias e conteúdos relacionados a este assunto, fico muito orgulhosa, considero uma grande vitória e desejo que esse tipo de informação se expanda ainda mais.

A escoliose é uma deficiência bastante comum, mas até agora pouco conhecida. Muitas pessoas já nascem com ela, outras a adquirem durante sua fase de crescimento, variando de graus mais leves a graus bem avançados. Os padrões de beleza do mundo atual, porém, fazem com que muitos não procurem um tratamento, ou disfarcem a deficiência e o uso do colete ortopédico, por "medo" dos comentários maldosos.

Em minhas conversas com pessoas que estão passando pelo processo de "descoberta" da escoliose, ou com aquelas que estão na iminência de serem operadas, sempre gosto de enfatizar que cada caso é diferente e que a reação de um organismo ao tratamento não é igual à de outro, por isso não se deve fazer comparações, mas se inspirar nos exemplos positivos, na força e determinação que outros tiveram ao enfrentar a situação. Além disso, para acalmar o coração, é preciso confiar que Deus estará sempre presente, nos provando, a todo momento, que somos capazes de vencer.

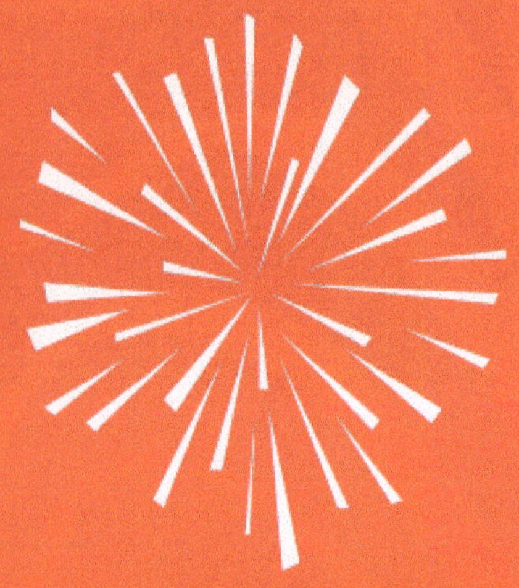

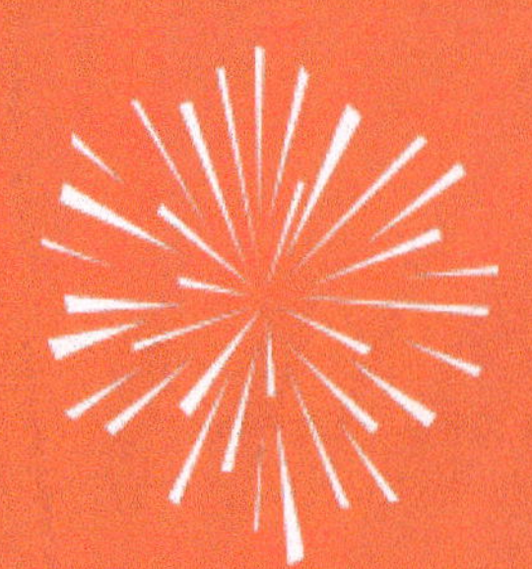

EU VENCI ESSA BATALHA CONTRA A ESCOLIOSE!

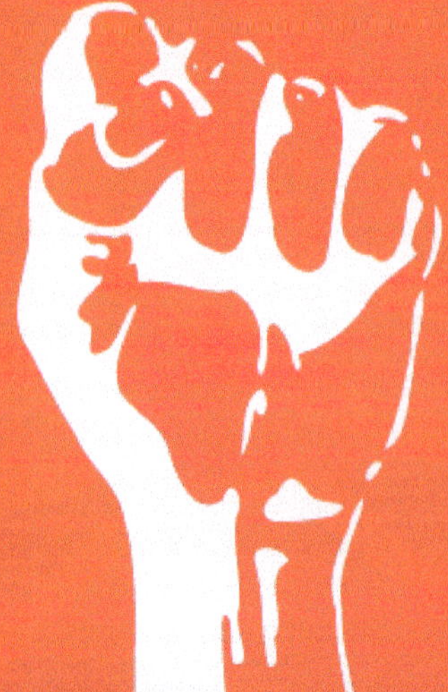

Cicatriz, sinônimo de:

VITÓRIA

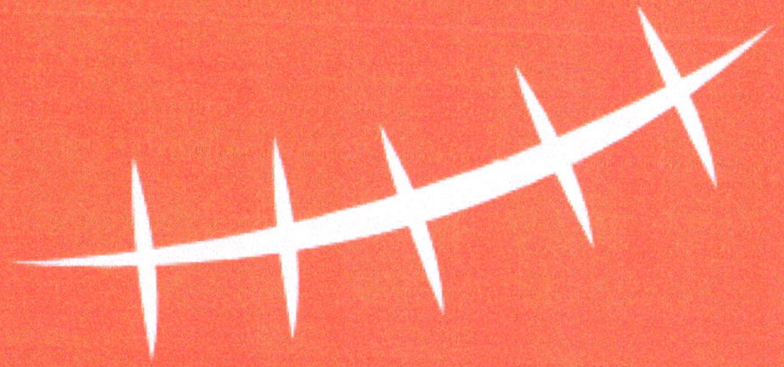

Capítulo 1

Cicatriz, sinônimo de vitória

Certamente você já ouviu esta famosa frase: "Deus escreve certo por linhas tortas". E me atrevo a dizer que ela se encaixa perfeitamente na minha trajetória de vida.

Durante a infância, sempre me considerei "diferente" das demais crianças de minha idade, mas não no sentido negativo, pois gostava de ser diferente, de ter coisas diferentes... enfim, de me destacar de alguma maneira entre as demais, a começar pelo meu coração, que fica posicionado, literalmente, no lado direito do meu peito. Sempre me orgulhei também de falar sobre essa minha condição quando conheço alguém, pois, ao contrário do que muitos pensam, o fato de o meu coração estar posicionado do lado oposto em relação ao da maioria das pessoas, não me traz nenhuma dificuldade: é apenas um caso muito raro, que até surpreende alguns médicos (desconhecedores da minha história) ao percebê-lo. E, confesso, em algumas situações, não os informo sobre esse detalhe, só para ver sua reação!

Fisicamente, tenho algumas deficiências: nasci com escoliose (uma curvatura anormal dos ossos da coluna), dextrocardia (coração do lado direito), sindactilia (má formação nos dedos dos pés), dismetria (exatamente 2,5 cm de diferença no comprimento dos membros inferiores) e uma leve rotação no quadril. Todo esse conjunto me levou a enfrentar diversos exames e variados tratamentos cirúrgicos e não cirúrgicos ao longo de muitos anos, e essa trajetória começou bem cedo, quando era ainda um bebê recém-nascido.

Ao me deitar na cama, em meus primeiros dias de vida, minha mãe percebeu que eu não conseguia manter a postura ereta. Fui então diagnosticada com escoliose congênita pelo Dr. Flávio Porto, um dos melhores especialistas em coluna que conheço e com quem realizo meu tratamento até os dias atuais. Sob sua prescrição, com alguns meses de idade comecei a fazer sessões de fisioterapia. Um pouco mais tarde, quando já tinha de três para quatro anos, dei início a uma nova fase do meu tratamento – o uso do colete ortopédico – no intuito de estabilizar a curva da coluna, até que meu corpo estivesse totalmente desenvolvido e pronto para suportar um procedimento cirúrgico.

O colete era um aparelho chamativo, e eu não via outras crianças da minha idade usando algo semelhante, mas não me importava com sua estética, pois sabia que ele podia me proporcionar bem-estar e, para o meu tratamento, foi de extrema relevância.

Ao longo dos anos, três coletes ortopédicos me acompanharam e marcaram diferentes etapas de minha vida. Todos eram do mesmo modelo, o Boston, porém, não exatamente iguais, pois precisavam sofrer alguns ajustes, a fim de se adequarem ao meu corpo, conforme eu me desenvolvia. Cada um deles tinha um tamanho diferente e era acrescido de algum detalhe, de acordo com a minha fase de crescimento – no sentido literal e no sentido figurado – pois, nesse período, aprendi muitas coisas, que muito contribuíram para o meu amadurecimento.

Como já dito anteriormente, apesar de o colete ser de extrema relevância para o tratamento, não era a solução definitiva para o meu caso, pois tinha apenas a função de estabilizar minha coluna e evitar que a curvatura progredisse e, consequentemente, viesse a aumentar a complexidade do problema no decorrer do tempo. O meu médico sempre nos deixou cientes – minha família e eu – que, para a correção da minha escoliose, considerando o grau de comprometimento, apenas um procedimento cirúrgico seria o tratamento mais indicado e eficaz. Segundo o ortopedista, porém, não seria aconselhável me submeter a uma cirurgia de grande porte como essa, quando ainda criança, pois poderia comprometer meu crescimento. Portanto, era necessário esperar que o meu ciclo de desenvolvimento se "fechasse", para que eu, finalmente, pudesse ser operada.

Segundo o Dr. Flávio, em meu último exame pré-operatório (que aconteceu no mês de março de 2016), a minha curvatura estava com cerca de 50 graus na lombar. Além disso, eu também tinha a rotação no quadril e a diferença de 2,5 cm no tamanho de minhas pernas, um conjunto de má formações que me impactava muito esteticamente, fazendo com que a deficiência fosse mais perceptível aos olhares das pessoas. Mas graças a Deus, após passar pelo procedimento cirúrgico, a curvatura se reduziu a menos de 10 graus, sinônimo de uma grande vitória em minha vida.

De acordo com o médico, caso a estabilização por meio cirúrgico não fosse realizada logo, a tendência era que a escoliose aumentasse no decorrer dos anos, o que resultaria em outros problemas futuros como, por exemplo, a compressão do coração e dos pulmões, afetando diretamente minha qualidade de vida, quando eu atingisse os 30 ou 40 anos de idade.

A cirurgia aconteceu no dia 18 de março de 2016 (data que considero meu segundo aniversário), quando eu tinha apenas 16 anos, fase propícia para passar pelo procedimento, pois, quanto mais jovem, mais rápida e fácil a recuperação.

Apesar de concordar com o ponto de vista médico de que a cirurgia era realmente a melhor opção para o meu tratamento, com prognóstico de inúmeros benefícios para o meu bem-estar no presente e no futuro, e de acreditar em seus resultados, confesso que não foi fácil aceitar a ideia de passar por essa experiência.

Para uma pessoa no auge de sua adolescência, que estava cursando o ensino médio (período de transição muito significativo na vida de qualquer jovem, entre a despedida da escola e a preparação para a vida universitária), aceitar que teria que se submeter a uma cirurgia de grande porte na coluna e ficar alguns meses se recuperando não foi algo fácil.

Ainda que tivesse me preparado a vida inteira para isso e soubesse, desde criança, que um dia esse momento iria chegar, quando ele finalmente estava prestes a acontecer, vivi uma fase muito difícil: tinha muito medo da dor e das possíveis "consequências", que eu mesma criava em minha cabeça como pretexto para fugir da situação; inúmeras vezes saía do consultório médico chorando, pois, não queria, de jeito nenhum, enfrentar uma cirurgia na coluna. Precisei passar por um longo período de reflexão sobre qual seria a decisão "certa" (e menos dolorida) a tomar: encarar, jovem, uma cirurgia longa e dolorosa (como a imaginava, mas que após operada constatei não condizer com a realidade, era apenas o medo falando mais alto), ou não operar e me preparar para enfrentar as consequências futuras dessa decisão (que poderiam ser muito piores).

O assunto "cirurgia" começou a ser tratado com mais frequência no consultório médico, comigo e com meus pais, por volta dos meus 12 anos de idade, quando o médico me liberou do uso do colete ortopédico. A partir de então, um turbilhão de pensamentos e questionamentos começou a me acompanhar. Nessa fase, sentia falta do colete, pois, apesar de provocar alguns hematomas em minha pele em decorrência das alterações climáticas, ele me acompanhou durante quase dez anos da minha vida e, com ele, me sentia confortável, pois enquanto o usava, não precisava ficar pensando em cirurgia.

Submeter-me a uma operação na coluna era, literalmente, sair da minha zona de conforto, me entregar à experiência única de passar por um procedimento cirúrgico que mudaria a minha vida para sempre. Não era algo que "quisesse", mas sabia que seria necessário. Preocupar-me com isso durante a adolescência também não era o que almejava, por isso precisei passar por um longo período de aceitação, período esse no qual Deus usou várias pessoas e diferentes momentos para me mostrar que Ele estava no controle de tudo.

Ciente de que finalmente estava chegando a hora de enfrentar a situação para a qual "havia me preparado" a vida inteira – sofrer uma intervenção na coluna – diversas vezes me peguei imaginando como seria minha vida pós-cirurgia, quais seriam minhas limitações e como iria me sentir carregando alguns pinos em minhas costas.

Hoje, com meus vinte e dois anos de idade, posso responder a todos esses questionamentos e afirmar: optar pela cirurgia para a correção da escoliose foi a melhor coisa que aconteceu em minha vida. Digo isso com toda a certeza do mundo, pois ela não só trouxe inúmeros benefícios à minha saúde e ao meu bem-estar, como também influenciou e encorajou outras pessoas, em condições similares, a vivenciar grandes vitórias em suas vidas.

O procedimento cirúrgico não me trouxe, absolutamente, nenhuma limitação, muito pelo contrário, me garantiu uma qualidade de vida muito melhor e me abriu portas para ajudar o próximo e começar o trabalho gratificante de divulgar minha trajetória através de um livro.

Os coletes fizeram parte da minha história, e eu nunca, enfatizo, nunca irei me desapegar deles. Tivemos uma grande relação de amor e ódio e eles foram os meus melhores amigos durante toda a minha infância. Todas as vezes em que seguro um dos meus coletes em minhas mãos, passa-se em minha cabeça o filme dos muitos momentos que vivenciei com ele. Além das muitas recordações que me proporcionam, eles também contribuem para uma grande reflexão, sobre como Deus é simplesmente perfeito e como Ele pensa nos mínimos detalhes da nossa existência, antes mesmo de nascermos.

Minha luta contra a escoliose me fez viver experiências grandiosas, experiências pelas quais, acredito, nunca teria passado, se tivesse nascido "perfeita", sem nenhuma deficiência. Caso questionada sobre a chance de mudar algo em minha vida, posso afirmar que não mudaria absolutamente nada, pois minha história foi escrita pelo Senhor, antes mesmo de eu existir.

Esteticamente, ainda é possível notar que tenho um grau leve de escoliose, facilmente percebido na comparação da altura dos meus ombros – um ligeiramente mais baixo que o outro –, mas nada que interfira no meu bem-estar e, muito menos, na minha autoestima, pois a diferença é mínima, comparada a como era antes. Isso se deve ao fato de a rotação no quadril e a dismetria dos meus membros inferiores não terem sido alterados por nenhum procedimento, afinal, a cirurgia em si, visou apenas a coluna. Mas minha postura, notavelmente, melhorou muito após o procedimento: se, antes, minha deficiência era percebida de imediato, atualmente, ao me verem parada ou caminhando, as pessoas não observam nenhuma diferença. Muitos que não me conheceram antes de passar pela cirurgia só descobrem que tenho escoliose quando lhes conto sobre minha trajetória e meu livro. Além do mais, após a cirurgia, a curvatura da coluna não tem mais chance de progredir e afetar outros órgãos do meu corpo, visto que agora ela está estabilizada.

Nos primeiros meses após a cirurgia, em meados do ano de 2016, a região da grande cicatriz era muito sensível ao toque e ao encostar em alguma cadeira, poltrona ou sofá. Embora a coluna estivesse reta, adotei também, ao caminhar, uma postura incorreta, projetando o corpo para a frente. Ambas, sensibilidade e postura, eram apenas uma reação provocada pelo medo de me machucar, sem fundamento, pois, graças a Deus, não houve nenhuma complicação pós-cirurgia.

O Dr. Flávio me encaminhou, então, a sessões de fisioterapia, a fim de amenizar esses problemas, e tão logo iniciei o tratamento com uma profissional da minha cidade, já comecei a ver resultados.

Em poucas semanas adotei uma postura muito melhor ao caminhar e, em alguns meses, já andava normalmente e conseguia, aos poucos, tocar a região da cicatriz. Outro aspecto tratado pela fisioterapeuta foi o alongamento de minhas pernas, com alguns exercícios específicos para resolver o problema, mencionado anteriormente, de ser minha perna esquerda 2,5 cm maior que a direita e não conseguir estendê-la totalmente.

Hoje, não faço mais acompanhamento fisioterapêutico, mas isso não quer dizer que abandonei totalmente o tratamento: volta e meia "escuto" a voz da minha fisioterapeuta em minha cabeça, me alertando sobre a maneira mais adequada para melhorar a postura.

Durante os primeiros meses após a cirurgia, as consultas com o Dr. Flávio eram mais frequentes, mas graças a Deus, em virtude de a curvatura ter sido estabilizada através da artrodese e de não haver nenhuma complicação, a frequência de consultas e exames começou a diminuir gradativamente. Passaram então a ser marcados de seis em seis meses, apenas para acompanhamento de rotina. Periodicamente, o Dr. Flávio também prescreve algumas radiografias, para poder verificar se houve alguma alteração em minha coluna e, por conseguinte, nos pinos que nela carrego.

Atualmente, posso afirmar que passar pela cirurgia foi uma das melhores e mais difíceis decisões que já tomei em toda a minha vida, pois depois dela, minha qualidade de vida melhorou significativamente e, ao contrário do que imaginava antes de operar, graças a Deus não sinto dor alguma e não tenho nenhuma limitação, inclusive já posso até praticar atividades físicas, (liberadas e sempre recomendadas pelo Dr. Flávio) mas, claro, com o acompanhamento de um profissional.

Asseguro que, após a cirurgia, posso fazer praticamente tudo, mas, obviamente, sempre respeitando meus limites, sem realizar movimentos bruscos ou levantar pesos aos quais não estou habituada, evitando, assim, alguma lesão ou algo do tipo.

Uma dúvida que eu tinha, e acredito que seja comum entre as pessoas que estejam passando pelo período pré-operatório, diz respeito aos pinos inseridos na coluna: diferentemente do que parece, eles não incomodam, levo uma vida totalmente normal e, às vezes, chego a brincar que até esqueço que sou operada, pois eles se adaptam tão bem ao nosso corpo, que acabam se tornando imperceptíveis.

Além dos benefícios à minha saúde e à qualidade de vida, reitero que a cirurgia abriu portas para o meu autoconhecimento, fortaleceu minha fé e me proporcionou valorizar cada vez mais minha família e as pessoas ao meu redor. Ademais, tal circunstância me proporcionou a oportunidade de conhecer pessoas novas, junto às quais pude me sentir acolhida e pertencente a uma parcela da sociedade que enfrenta o mesmo problema e, ao contrário do que pensava, definitivamente, não estava sozinha na luta contra a escoliose.

Quando minha cirurgia efetivamente veio a acontecer, o fato de ser um procedimento longo e delicado demandou muito cuidado no processo de recuperação, o que representou a necessidade de várias adaptações em minha rotina e em minha casa, para que me fossem proporcionados bem-estar e conforto. No entanto, como já mencionado anteriormente, a recuperação de uma cirurgia de escoliose varia muito de pessoa a pessoa, pois depende, por exemplo, entre outras particularidades, do grau da escoliose, da idade do paciente e da reação de seu organismo.

No meu caso, posso afirmar que o processo de recuperação foi relativamente rápido, em comparação a outros que já havia pesquisado, pois, em cerca de 40 dias já estava retornando à minha rotina como estudante e, aos poucos, fui recuperando a autonomia para realizar pequenos afazeres sem a demanda da ajuda de meus pais. No início, por certo, precisei muito de auxílio para atividades simples como, por exemplo, calçar os sapatos, levantar-me da cama, entrar no carro, pegar um objeto que acidentalmente caía no chão, buscar algo na geladeira para comer etc. Mesmo tendo ciência de que essa era uma condição temporária, em virtude de a cirurgia naquele momento estar muito recente, isso me fez refletir bastante sobre a vida e sobre como é bom ter autonomia. Passei, então, a valorizar cada passo (literalmente) que conseguia dar sem me apoiar em uma parede ou em qualquer objeto/móvel que avistasse pela frente, capacidade que em condições comuns é naturalizada e, em geral, não lhe damos o devido valor.

Complementando, devo destacar também que passei a valorizar ainda mais a minha mãe e o meu pai – minha base, minha essência e minhas maiores inspirações. Me sinto muito privilegiada por ter pais tão maravilhosos, que estiveram e sempre estarão ao meu lado a todo momento, vivenciando cada "dor" como se fosse deles e comemorando comigo cada vitória.

E o mais importante: passei a agradecer a Deus em todas as minhas orações por ter conseguido realizar a tão esperada cirurgia. Finalmente, o mais difícil havia passado e, a partir daí, era só me recuperar e fazer daquela luta um motivo para ajudar alguém. E foi assim que, como sempre gostei de escrever, tive a ideia de registrar, em uma espécie de diário, cada evento relacionado à minha recuperação – as consultas médicas e até mesmo os pequenos detalhes daquele momento tão importante em minha vida – como uma maneira de eternizar todos os acontecimentos que Deus havia preparado para mim.

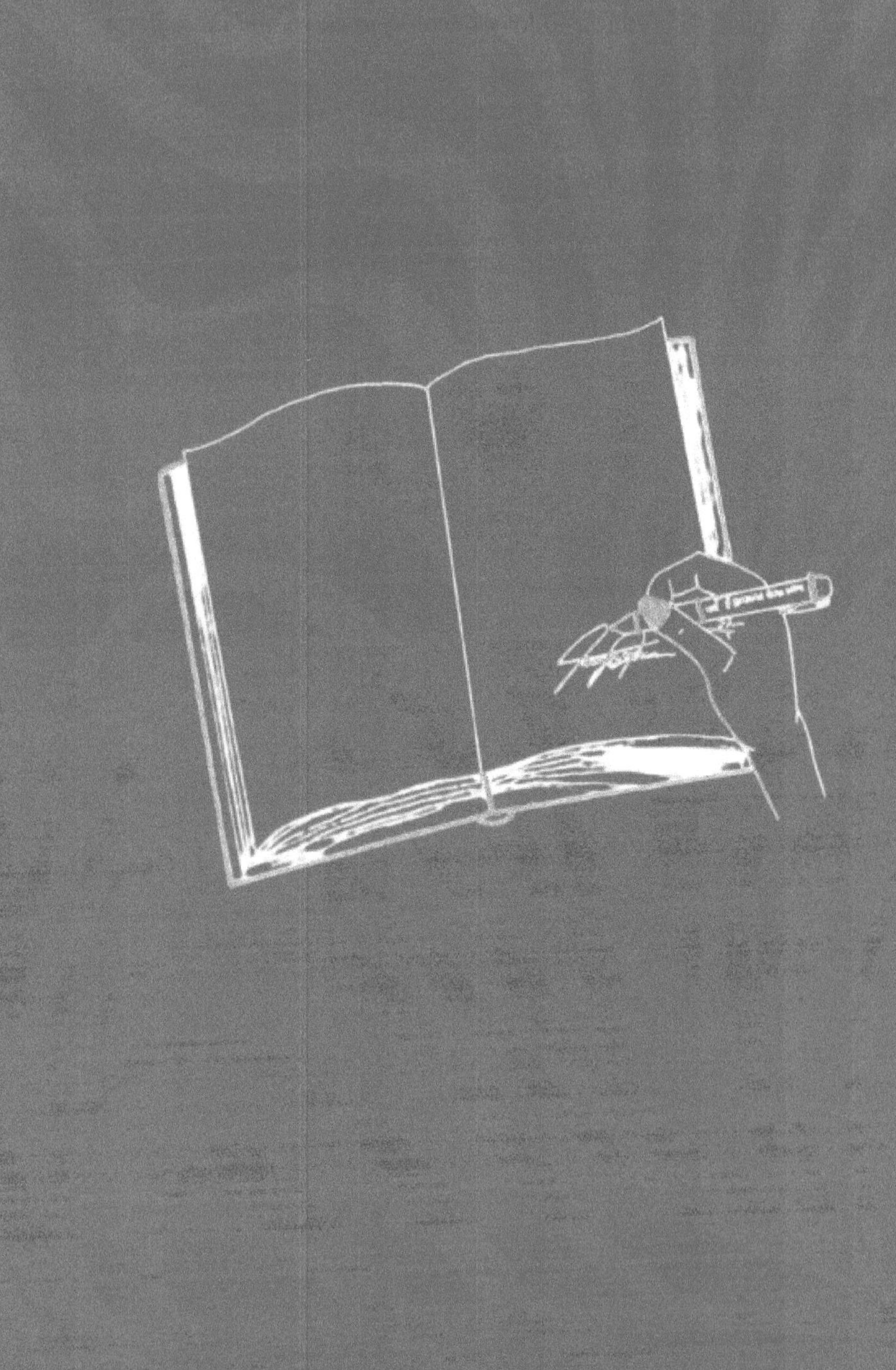

literalmente,
uma vida escrita em
um papel em branco
com uma caneta
dourada

Capítulo 2

Literalmente, uma vida escrita em um papel em branco com uma caneta dourada...

Certa vez, meu ex-professor de educação física do ensino médio me disse a seguinte frase do poeta cubano José Martí: "há três coisas que uma pessoa pode fazer para deixar o seu legado para o resto da vida: plantar uma árvore, ter filhos e escrever um livro".

- Plantar uma árvore
- Ter filhos
- ~~Escrever um livro~~

Os dois primeiros itens da lista não tive ainda a oportunidade de realizar, porém, posso afirmar que ter efetuado o terceiro, no auge da minha juventude, é uma grande conquista, logo, é inegável que ter escutado esta frase me motivou muito.

Devo confessar que escrever um livro não foi, na prática, uma tarefa muito fácil, pois exigiu muita inspiração, dedicação e paciência (nem sempre disponíveis o tempo todo na vida de uma estagiária/universitária), mas Deus colocou essa missão em minhas mãos, e eu não medi esforços para tornar esse grande sonho uma realidade. O que mais me inspirou a trabalhar duro nesse projeto foi saber que através dele eu teria a oportunidade não só de eternizar minha vitória contra a escoliose e expô-la para o mundo, como também de ajudar alguém por meio das minhas palavras e da minha experiência com o tratamento, o que me proporcionava uma sensação de paz e ampliava o entusiasmo para a consecução desse objetivo.

Sempre apreciei muito a arte e achava incrível a maneira como determinados artistas se expressam através de suas obras. Desde pequena gostei muito também de desenhar (um lápis e um papel foram, habitualmente, minha maior diversão). Já na escola, sempre tive muita facilidade para escrever, mas nunca foi minha pretensão trabalhar exclusivamente com essas habilidades, que, até então, eram apenas um *hobby*, materializado em alguns rabiscos em uma folha de papel e inúmeros diários inacabados.

Um episódio, cuja lembrança até hoje me emociona e que considero o "pontapé inicial" para que eu começasse a ver minha luta contra a escoliose por um ponto de vista diferente, ocorreu na igreja que eu frequentava algumas vezes em minha cidade. Numa visita em especial, às vésperas da tão esperada cirurgia, uma mulher, que eu não conhecia à época, aproximou-se de mim para me trazer uma mensagem de Deus. Ela recitou uma passagem muito bonita da Bíblia (Isaías 41:10) e, em seguida, me disse:

- Menina, não temas! Deus está contigo, e Ele mandou te falar que tua história está escrita em um papel em branco com uma caneta dourada.

Durante a oração, ela repetiu essa mesma frase inúmeras vezes, enfatizando a tal "caneta dourada", mas, naquele momento, não entendi muito bem o que estava querendo me dizer, ainda que eu tivesse o sentimento de que se tratava de algo com um significado muito forte.

Passei o resto da noite pensando no acontecido. No dia seguinte, meu tio Dyonatan foi até minha casa para uma visita e, sem saber da história do dia anterior, me presenteou com uma caneta dourada, onde se lia a seguinte frase: "Você é especial para Deus". Foi um dos momentos mais marcantes e expressivos de toda a minha vida, não pelo valor material do presente, mas pelo grande significado de vitória que me trouxe. Deus materializou as suas palavras e, literalmente, me presentou, tornando aquele instante ainda mais especial. Senti-me inundada da força de que precisava para enfrentar a cirurgia, e uma paz enorme me envolveu, fazendo desaparecer todo medo e toda insegurança que ainda me incomodavam.

Tenho ciência que já repeti esse relato inúmeras vezes, inclusive no meu primeiro livro, mas não poderia deixar de incluí-lo novamente neste segundo trabalho, dado o significado que ele encerra e por ter despertado em meu coração o desejo de dar início a este projeto de conscientização da escoliose pelo Brasil afora.

Algumas semanas após a cirurgia, comecei a registrar diariamente, no computador, como se dava minha recuperação, para que, posteriormente, pudesse me recordar melhor e detalhadamente desse processo. Foi então que uma pergunta inesperada de minha mãe desencadeou este projeto:

- Thayna, por que você não transforma o seu diário em um livro?

Achei a ideia genial, pois, naquela época, o assunto "escoliose", tratado sob o ponto de vista do paciente, não era tão frequente em reportagens e redes sociais como atualmente, sendo encontrado apenas em artigos científicos relacionados ao tratamento. Para uma pessoa leiga, como eu, tais publicações traziam certa dificuldade, pois continham um vocabulário muito complexo.

Não sou a primeira, nem serei a última pessoa com escoliose no mundo, e sei que em algum lugar, neste exato momento, há uma pessoa lutando contra essa deficiência assim como eu lutei. É provável que essa pessoa também esteja procurando conforto na experiência de alguém que já tenha passado pelo mesmo procedimento e não o esteja encontrando, por isso pensei: por que não publicar minha história e ser essa ajuda para quem dela necessita?

A escassez de relatos de outros pacientes sobre o tratamento da escoliose, na época em que me preparava para realizar a cirurgia, foi o que me motivou e me inspirou a contar cada detalhe da minha história, a fim de fazer a diferença na vida de alguém. Meu maior sonho, com este trabalho, sempre foi levar informação, acalmar as pessoas e transmitir-lhes a palavra de Deus através da minha experiência. Desde quando tomei essa decisão, sempre considerei que se alcançasse ao menos uma pessoa e conseguisse atingir o objetivo de ajudá-la e confortá-la com as minhas palavras, todo o projeto já teria valido a pena, e eu, enfim, teria alcançado meu propósito.

O acesso à informação é fundamental para quem está em busca de qualquer tratamento. No caso da escoliose, a descoberta precoce da má-formação pode transformar significativamente a vida do paciente, pois o quanto antes for iniciada a intervenção, menores as chances de que a curvatura da coluna progrida e se agrave.

E foi assim, com esse propósito, que começou a nascer o livro "Para guardar do lado direito do peito". Essa tarefa representou um grande desafio em minha vida. Não tinha ideia de quão burocráticas eram as etapas do caminho, até a tão sonhada publicação, mas eu tinha essa missão em minhas mãos, então, entreguei nas mãos de Deus e dediquei todo o meu coração ao trabalho.

Primeiramente, comecei a contar minha história, desde meu nascimento até o dia da tão esperada cirurgia. Muitas lágrimas de emoção rolaram sobre o teclado do computador, pois, enquanto escrevia, passava por minha cabeça, como um filme, todas as coisas que vivenciei para chegar até aquele momento. Os primeiros capítulos do livro surgiram em meados de 2016.

Como meu objetivo era contar detalhadamente minha trajetória desde o princípio, muitas vezes precisei da ajuda de meus pais para resgatar algumas memórias que, certamente, eu não tinha, portanto, posso afirmar que grande parte de meu livro, além de minha experiência, contempla também a visão de meus pais sobre como é enfrentar o tratamento de escoliose.

No mesmo ano em que comecei a escrever, estava terminando o terceiro ano do ensino médio e me preparando para entrar em uma universidade. Como a recuperação da cirurgia era um processo delicado, precisei me ausentar das atividades escolares por alguns meses. Perdi muito conteúdo e precisei me dedicar bastante à recuperação das matérias que não conseguira acompanhar de forma presencial, a fim de obter uma boa colocação no vestibular.

Foi um tempo muito difícil para mim e para minha família, mas, também, de muitas conquistas e aprendizados. Consegui conciliar os estudos e a escrita, passei no vestibular e, no ano seguinte, iniciei o curso de Administração que, para mim, representava boa oportunidade futura de ingresso no mercado de trabalho.

O desenvolvimento do livro demandou algum tempo, pois muitas mudanças aconteceram em minha vida nos anos subsequentes: quando entrei na faculdade, também dei início a um estágio; passei pelos trâmites para obter minha carteira de habilitação; ganhei uma irmãzinha...; enfim, muitas reviravoltas em minha rotina, às quais precisei dedicar a maior parte do meu tempo.

Mas isso não permitiu que eu desistisse do sonho de também me tornar escritora e, todas as vezes em que tinha um momento livre, estava escrevendo, editando ou desenhando alguma coisa para complementar o meu projeto. Enquanto essa etapa acontecia, também providenciei a documentação exigida para o registro na Biblioteca Nacional, a fim de garantir meus direitos de autoria.

Para chegar a esse ponto, porém, não foi fácil, principalmente para uma pessoa perfeccionista como eu. Como mencionei anteriormente, sempre gostei muito de desenhar, e decidi, então, que o processo de criação da capa e das ilustrações dos capítulos também ficaria por minha conta. Como era o livro que contava a história da minha vida, queria muito que ele tivesse a "minha cara", portanto, tudo foi feito por mim: escrita, ilustração, diagramação e edição. Foram noites e noites escrevendo e muitos imprevistos a enfrentar durante esse período. Além de alguns contratempos na entrega de documentação, que desencadearam atrasos para a publicação, cheguei a perder o projeto do livro diversas vezes, por conta de problemas técnicos com o computador, me deparando com a circunstância de precisar reescrever o livro inteiro, (minha sorte era que de tanto escrever e revisar o texto, já havia memorizado grande parte dele).

Todas essas adversidades contribuíram para que eu ficasse muito ansiosa e, em alguns momentos, confesso que até cheguei a achar que o projeto nunca iria dar certo, ou que, talvez, ninguém viesse a se interessar pela minha história. Mas, com a certeza de que tudo tinha um momento exato para acontecer e que Jesus estava no controle, nunca pensei em desistir do meu sonho. Deus tinha um propósito em minha vida, e eu sei que os imprevistos que aconteceram foram um sinal de que Ele estava preparando um momento ideal para que o livro chegasse até as outras pessoas com escoliose, que precisavam de alguma palavra de conforto.

Depois de inúmeros orçamentos pesquisados na internet, decidi publicar o livro de forma independente e, quando enviei o projeto para impressão, uma ansiedade positiva tomou conta de mim. Foram várias e várias atualizações no site dos correios, a cada minuto, para acompanhar o status de entrega da minha encomenda.

Finalmente, no dia 29 de novembro de 2019, realizei o meu maior sonho. É impossível descrever a emoção de ter em minhas mãos o primeiro exemplar do meu livro. Naquele momento, um turbilhão de lembranças passou pela minha cabeça, revivendo tudo que já havia enfrentado até ali, desde o meu nascimento: o uso de colete, a caneta dourada, a cirurgia e as inúmeras respostas a orações.

Deus, que desde o princípio tinha um propósito em minha vida, ouviu as minhas preces. Nada até então havia acontecido por acaso; antes mesmo de eu nascer, Deus já sabia tudo que viria a enfrentar durante minha jornada na Terra. A mim estava reservado o propósito de já vir ao mundo com escoliose, em decorrência da qual, desde criança, tive que enfrentar o tratamento com colete e, posteriormente, passar pela cirurgia, para que pudesse amadurecer, ver o mundo de uma maneira diferente e tirar um aprendizado da situação, me preparando para, no futuro, tornar-me uma escritora e publicar um livro contando toda a minha experiência com a escoliose, de modo que pudesse servir de "ponte" para levar a palavra de Deus e confortar o coração de outras pessoas com a mesma deficiência e, enfim, poder fazer a diferença na vida de alguém.

Quando o Dr. Flávio me deu alta do colete ortopédico e disse que apenas uma cirurgia seria eficaz para a correção de minha escoliose, ele também avaliou a possibilidade de realizar uma cirurgia em uma de minhas pernas, a fim de corrigir a dismetria. Para isso, ele me encaminhou a outros três profissionais de sua confiança, em busca de outras opiniões sobre esse procedimento. Entre essas idas e vindas a outros consultórios, um dos médicos me disse:

- Menina, tudo na vida tem um porquê, e um dia, lá na frente, você irá entender tudo isso por que está passando. Deus tem um propósito em sua vida.

Confesso que, de imediato, não entendi o que ele quis dizer com tais palavras, mas, ao pegar o primeiro exemplar do livro em minhas mãos, tudo começou a fazer sentido. Não foi à toa que nasci com escoliose, não foi à toa que precisei enfrentar o tratamento desde bebê. Deus sempre teve um propósito para minha vida e, através do livro, percebi que minha história realmente estava escrita em um papel em branco, com uma caneta dourada.

Resolvi, assim, fazer jus a essa frase e pôr em prática, efetivamente, o projeto de conscientização sobre a escoliose pelo Brasil e pelo mundo, a partir de minha experiência como paciente que, desde bebezinha, encarou de frente o tratamento da escoliose.

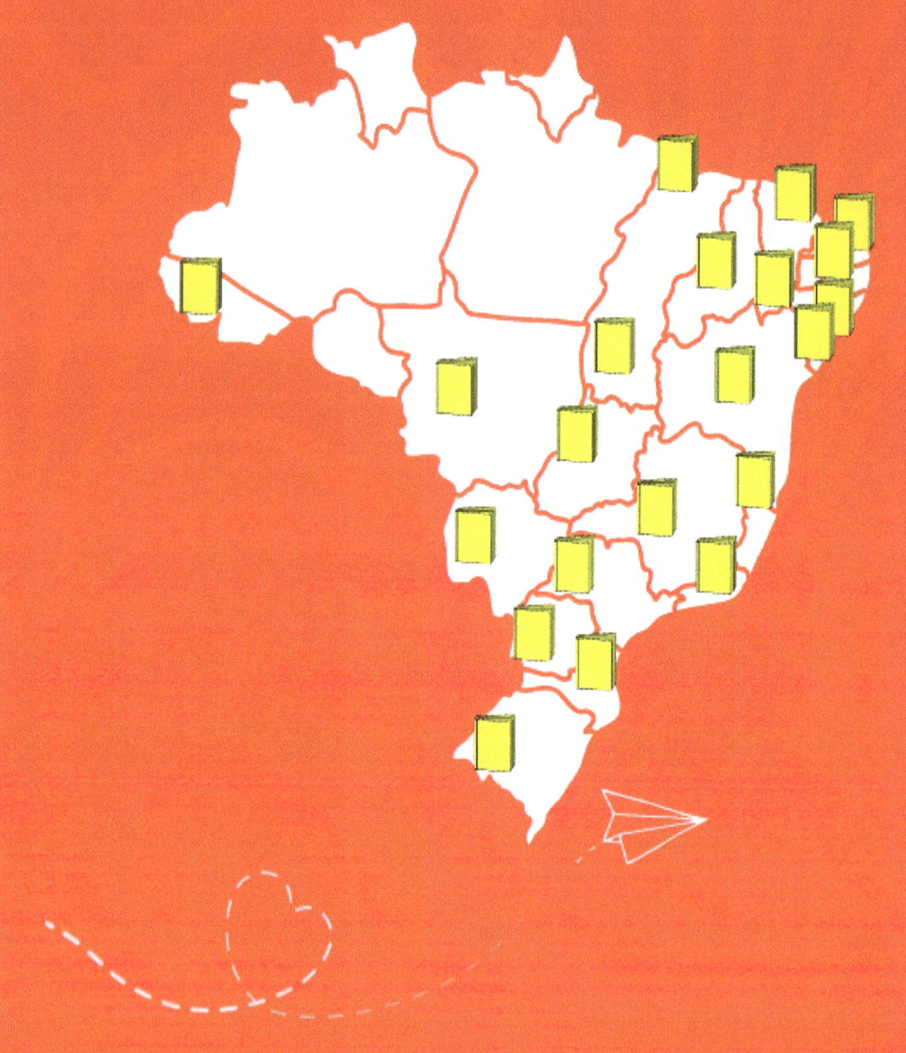

O início de um sonho

Capítulo 3

O início de um sonho

Um filme se passou pela minha cabeça naquela tarde de 29 de novembro de 2019, quando, após um longo dia de trabalho, uma encomenda que estava esperando há muito tempo finalmente chegou. Quando compro algo pela internet, costumo sempre ficar rastreando o pedido, a fim de me manter atualizada sobre a data em que ele chegará, mas, com esse, em especial, minha ansiedade foi particularmente ampliada.

A caixa que estava ali à minha frente era extremamente importante para mim, pois o que havia dentro dela era muito mais do que uma singela tiragem de livros, era a concretização de um grande sonho que, por muitos anos, esperei ver concretizado. Foi com um misto de emoções que pude finalmente ter em minhas mãos os primeiros exemplares do livro que eu mesma havia escrito. Mal podia acreditar que estava, enfim, vivenciando aquele momento, com o qual tanto sonhei durante os longos quatro anos que passei escrevendo: por fim, meu primeiro livro havia chegado!!!

Finalmente ele havia deixado de ser apenas um rascunho num arquivo salvo em meu computador, estava ali, materializado em minhas mãos, para que, pela primeira vez, pudesse folheá-lo e sentir o cheirinho de novo, acabado de sair da gráfica. Senti, então, uma felicidade inexplicável, motivada pela certeza de que poderia dar início ao meu projeto de ajudar pessoas com escoliose pelo Brasil afora e levar a palavra de Deus, através da minha experiência, para qualquer pessoa que tivesse interesse em ler o meu trabalho.

Como resolvi publicar o meu livro de forma independente, não contei com nenhum profissional para editá-lo, diagramá-lo, ilustrá-lo etc. Eu mesma fiz questão de realizar todas essas etapas, acompanhando alguns tutoriais que encontrava na internet. Concluído esse trabalho, encaminhei o original para uma gráfica e encomendei um lote pequeno, de apenas dez volumes, a fim de verificar se o projeto pronto seria exatamente como eu o imaginara e, graças a Deus, os livros chegaram perfeitos, do jeitinho que sempre sonhei.

Foi muito gratificante ver o meu sonho sair da tela do computador e se materializar em um livro de verdade. Ao folhear o primeiro exemplar, me senti plenamente realizada e, então, segurando em minhas mãos os dez volumes que haviam acabado de chegar, fiz uma oração em agradecimento por mais essa conquista em minha vida e, mais uma vez, desejei que cada um deles tivesse destinos diferentes e chegasse às mãos das pessoas certas e no exato momento em que estivessem precisando receber minha mensagem.

Durante as etapas de criação do meu primeiro livro, compartilhei esse meu sonho com algumas pessoas, entre elas, meus pais, meus familiares, meu médico, alguns amigos mais próximos e alguns professores da faculdade. Assim que recebi os primeiros exemplares, fiz questão de contar-lhes a novidade em primeira mão, e mostrar o quanto eu estava feliz por finalmente vê-lo se tornar realidade.

Naquela mesma semana em que os livros chegaram, estava sendo preparado o ECCAD – Encontro Científico de Ciências Administrativas – um evento que ocorre anualmente em minha faculdade, no qual os alunos do curso de Administração apresentam seus trabalhos. Um dos meus professores, o Marco, era uma das pessoas que sabiam do meu projeto do livro há algum tempo e, quando lhe contei que ele finalmente havia ficado pronto, resolveu me convidar para participar do ECCAD e contar um pouquinho da minha história no evento.

Foi um convite inesperado e, ao mesmo tempo, irrecusável! Fiquei muito feliz com a oportunidade de, pela primeira vez, mostrar o meu trabalho para o público (e de saída, para um auditório lotado). Serei eternamente grata ao professor Marco por esse convite e também aos demais professores do curso que me incentivaram muito com o livro e me deram todo o apoio quando ele ficou pronto.

02 de dezembro de 2019

Foi nessa saudosa e inesquecível data que, pela primeira vez, tive a oportunidade de subir num palco e apresentar para um auditório lotado a minha história e o objetivo que desejava atingir com o lançamento do livro. Senti, naquela noite, um misto de emoções: felicidade, ansiedade (pois não estava habituada a falar em público) e muita gratidão. Graças a Deus correu tudo bem, conforme o esperado, e foi incrível a experiência de partilhar com as pessoas minha história e minha grande conquista: lançar o meu primeiro livro, em que narro a minha luta contra a escoliose, tendo como meta ajudar quem vive com o mesmo problema.

Após essa noite de pré-lançamento do livro, graças ao convite dos meus professores da faculdade, pude perceber como os planos de Deus eram muito maiores que os meus. A realização do sonho estava apenas no início e eu, já me sentindo completamente realizada, mal imaginava quantas oportunidades boas ainda viriam a partir de então.

Logo em seguida, dei início aos preparativos da tão sonhada noite de autógrafos, para oficializar o lançamento da minha primeira obra. Como o primeiro lote de livros só ficou pronto no final do mês de novembro, ou seja, praticamente no findar daquele ano de 2019, e eram poucos exemplares (a amostra que encomendara para avaliar o resultado), tomei a decisão de realizar o lançamento oficial do livro "Para guardar do lado direito do peito" no ano seguinte (2020).

Teria, então, o intervalo de tempo necessário para que pudesse providenciar um lote maior de livros, compatível com o número de convidados que eu almejava para o evento, bem como para cuidar dos demais detalhes da preparação dessa noite tão especial e marcante em minha vida, que estava finalmente próximo de acontecer.

Nesse período, fui em busca de publicar minha obra em outros formatos, como ebook e epub, e de disponibilizá-la também em lojas e sites conhecidos para facilitar seu acesso a pessoas de outras regiões do país. Meu principal objetivo com esse projeto era expandir ao máximo a divulgação do meu trabalho, a fim de atingir meu público-alvo, ou seja, pessoas portadoras de escoliose. Mas tinha em meu coração, igualmente, o desejo de poder me conectar com os futuros leitores que viessem a se interessar pela minha história e conversar diretamente com eles. Resolvi, pois, criar um perfil público nas redes sociais (a conta **@thaynaescritora**) para interagir com as pessoas que também lutam contra a deficiência, para que de alguma forma eu pudesse ouvi-las e ajudá-las da maneira que estivesse ao meu alcance. Sempre disse em minhas orações que, se ao menos uma pessoa se identificasse com a minha história e eu pudesse de algum modo confortar seu coração através das minhas palavras eternizadas no livro, todo o meu esforço já teria valido a pena.

Graças a Deus, posso afirmar que esta foi mais uma conquista que atingi em minha vida, pois logo de imediato, pouco tempo depois do primeiro lote de livros ser disponibilizado à venda, meu objetivo foi felizmente alcançado. Este meu trabalho de conscientização da escoliose, através de um livro, tomou uma proporção muito maior que minhas expectativas, como jamais havia imaginado, nem nos meus melhores sonhos. Mais uma vez, Deus estava me mostrando que quando confiamos e entregamos nossos planos a Ele, tudo acontece de uma maneira inexplicável e surpreendente.

Enquanto eu cuidava dos preparativos da noite de autógrafos, os primeiros exemplares de meu livro começaram a ser vendidos para alguns familiares e pessoas próximas da minha família. Pouco tempo depois, passei a receber alguns *feedbacks* e foi com uma enorme emoção que escutei cada um deles. Muitas das pessoas que leram o livro relataram ter sentido a presença de Deus em minhas palavras e se emocionaram bastante ao conhecer, em detalhes, minha trajetória ao longo de todo o tratamento da escoliose, desde recém-nascida até os dias atuais.

Sempre fico muito feliz e sou tomada de forte sentimento de realização, ao saber que estou conseguindo transmitir minha mensagem aos leitores, através de minhas palavras. É impossível mensurar o sentimento que me invade ao receber os *feedbacks*, pois são sinais de mais um lindo propósito de Deus sendo concretizado em minha vida.

Uma das primeiras pessoas de quem recebi uma avaliação de meu trabalho foi o Sr. Dário, um conhecido de minha família, muito religioso e muito apaixonado por leitura. Este senhor leu o livro inteiro em um único dia e fez várias anotações nas laterais das páginas para destacar as passagens de que ele mais gostou. Ficou tão impressionado com minha história que, logo após a leitura, fez questão de me dizer isso pessoalmente. O Sr. Dário foi até o meu antigo trabalho, para conversar comigo. Durante o encontro, recitou várias passagens muito bonitas da Bíblia e disse também que Deus havia me escolhido para ser um instrumento de sua graça através dos tempos. Foi impossível conter as lágrimas: de novo, Deus estava usando as pessoas ao meu redor para falar comigo. Fiquei muito feliz com a visita e com as palavras do Sr. Dário e tive a certeza de que estava no caminho correto quando resolvi dedicar a minha vida a este projeto.

Em um dos momentos mais importantes de minha vida (o dia da tão sonhada cirurgia) a música "Conquistando o Impossível" (composição de Beno Cesar/Solange Cesar e famosa na voz da cantora Jamily) me marcou muito, pois foi a canção que minha mãe escolheu para cantar em meu ouvido e me acalmar enquanto aguardávamos ansiosamente minha condução ao centro cirúrgico, momento que, literalmente, transformou de modo positivo, e para sempre, minha vida. Logo, não pensei duas vezes ao decidir ser essa a canção que queria ver ser apresentada por alguém em minha tão sonhada noite de autógrafos, afinal, ela tinha um significado muito especial para mim.

Durante meus estudos de graduação, sempre busquei me dedicar a trabalhos, eventos e projetos de extensão disponibilizados pela faculdade, a fim de enriquecer meu conhecimento e adquirir experiências. E foi nessa época, que conheci o grupo "Acadêmicos da Alegria", com o qual imediatamente me encantei. Trata-se de um projeto de extensão da minha universidade, que tem o objetivo de trabalhar a humanização nos hospitais, buscando levar um pouquinho de alegria aos pacientes acamados. Entre seus componentes, conheci muitas pessoas incríveis e, posteriormente, até fui convidada a me tornar uma das coordenadoras do projeto. Numa das visitas ao hospital, a mãe de um paciente pediu que tocassem, justamente, a música "Conquistando o Impossível", e um dos coordenadores, o Vitor, atendeu seu pedido.

Fiquei muito emocionada nesse dia, pois associo essa canção a um tempo muito significativo para mim. Quando estava realizando os preparativos para o meu evento, lembrei-me desse episódio no hospital e resolvi, então, convidar o Vitor para cantar essa canção (que ficou muito bonita em sua voz) na minha noite de autógrafos. Para minha felicidade, ele aceitou!

Devido ao fato de meu livro ter ficado pronto no mês de novembro do ano de 2019, pensei que estava muito "em cima da hora" para preparar uma festa de lançamento em dezembro, pois teria pouquíssimo tempo para me organizar. Já em janeiro ou fevereiro, época de férias, muitas pessoas que desejava convidar poderiam estar viajando e, consequentemente, não conseguiriam estar presentes em meu evento. Resolvi, assim, agendar a noite de autógrafos para a segunda semana de março de 2020, o mesmo mês em que comemoraria os quatro anos da cirurgia.

Durante esse período, resolvi cuidar de todos os detalhes: o meu objetivo era realizar um evento fechado, apenas para convidados, entre eles: meus familiares, amigos, meu médico e sua família, conhecidos dos meus pais, meus ex-professores do ensino médio e da faculdade e outras pessoas queridas, de cuja presença eu almejava partilhar nesse momento. Para realizar um acontecimento como esse, que reuniria um número razoável de convidados, meus pais e eu pensamos em solicitar o espaço da Câmara Municipal da minha cidade, um prédio novo e muito bonito, cujo auditório era adequado para o evento. Resolvi personalizar o convite em formato de marcador de página, pois, além de estar relacionado ao tema (lançamento de um livro), as pessoas poderiam utilizar durante a leitura.

Como já dito em parágrafos anteriores, antes de o livro ser oficialmente lançado, algumas pessoas próximas já haviam garantido o seu exemplar, e uma delas, que faço questão de destacar aqui, é uma colega de trabalho da minha mãe, que presenteou a filha de seu conhecido com o meu livro, pois a menina também tinha escoliose e há algum tempo havia passado pelo procedimento cirúrgico, mas eu não tinha conhecimento do fato.

Certa manhã, inesperadamente, uma moça chamada Isabela me enviou uma solicitação de mensagem via Instagram, contando brevemente sua experiência em relação ao tratamento da escoliose e de como o meu livro havia chegado até ela. Obviamente, fiquei muito emocionada ao receber esse contato.

Segundo ela, sua cirurgia aconteceu nas vésperas de eu completar um ano de operada, no dia 17/03/2017, também realizada pelo Dr. Flávio Porto e no mesmo hospital. Ela me contou, durante a nossa conversa, que havia se identificado muito com minha história e que ficou muito feliz ao ter ganhado o livro de presente. De imediato, fiz questão de convidá-la para o lançamento do livro, pois seria uma ótima oportunidade para conhecê-la pessoalmente e, para minha surpresa, ela morava em uma cidade muito próximo à minha. Fiquei muito emocionada e com um enorme sentimento de gratidão em meu coração, pois, pela primeira vez, tive contato com uma leitora também portadora de escoliose.

O que, para alguns, poderia ser considerado uma coincidência, eu prefiro chamar de destino: Isabela também era portadora de escoliose; precisou passar pelo procedimento cirúrgico durante a adolescência; foi operada pelas mãos do mesmo médico, no mesmo hospital, na mesma cidade; morava em uma cidade próximo à minha e, até então, não nos conhecíamos. Diga-me se isso não é coisa de Deus?

O livro chegou até ela, sem que o estivesse procurando, pois Deus tocou no coração da mulher que a presenteou, para que pudesse ajudá-la e, por conseguinte, para que meu propósito começasse a se cumprir. A partir de então, tive a certeza de que estava no caminho correto quando iniciei este trabalho e me senti muito realizada, pois antes mesmo de o livro ser oficialmente lançado, eu já havia atingido o objetivo de ajudar uma pessoa com escoliose através das minhas palavras. Novamente orei, para que ele continuasse chegando às mãos das pessoas certas e na hora certa.

6 de fevereiro de 2020

Graças a Deus, após a cirurgia (que ocorreu em meados de 2016), minha coluna foi completamente estabilizada por pinos e hastes. No entanto, costumo realizar exames de raio-X e consultas com o Dr. Flávio Porto a cada seis meses, apenas para verificarmos se está tudo bem. Por coincidência, algumas semanas antes da data do meu evento, tive uma consulta com o Dr. Flávio na Santa Casa de Misericórdia de Presidente Prudente - SP, o mesmo hospital onde fui operada. O que era para ser apenas uma consulta de rotina, transformou-se num momento muito especial, pois tive a oportunidade de presentear, com o livro onde narro minha luta contra a escoliose, o médico que fez parte de toda a minha história.

O Dr. Flávio Porto é, certamente, o único médico que conhece o meu caso como ninguém, afinal, ele "me viu crescer". Ainda recém-nascida, com apenas três dias de vida, foi ele que me diagnosticou, receitou, depois, meus coletes e acompanhou cada evolução da curvatura de minha coluna. Também foi por arte de suas mãos que, aos 16 anos, tive minha escoliose corrigida num procedimento cirúrgico; e é com ele que, se Deus quiser, seguirei meu tratamento pelo resto da vida. O Dr. Flávio é um especialista em ortopedia e excelente cirurgião de coluna, sendo referência na região, além de ser um médico muito empático e humano ao tratar seus pacientes, tanto, que os meus pais tinham muito medo de perder o contato com ele.

O meu tratamento foi todo realizado pelo SUS (Sistema Único de Saúde), em virtude disso, o espaço de tempo entre uma consulta e outra era muito longo, e, para que não ocorresse nenhuma troca de médico (pois nenhum conhecia tão bem o meu caso como o Dr. Flávio), no decorrer do tratamento, meus pais assumiram também algumas consultas particulares com ele, a fim de mantermos o vínculo.

Sou muito grata a Deus por ter colocado em minha vida um profissional tão bom, cujas conquistas profissionais acompanho com muita admiração em suas redes sociais, portanto, não poderia deixar de entregar um livro para ele pessoalmente e de convidá-lo para prestigiar minha noite de autógrafos.

Como já dito anteriormente, realizo meu tratamento de escoliose desde que nasci, por conseguinte, estou muito habituada a fazer consultas, exames e frequentar o ambulatório do hospital. Foi assim que, ao longo de minha vida de paciente, tive a oportunidade de conhecer diversas pessoas, ocasionalmente, com o mesmo problema que eu.

Nessa específica consulta, não foi diferente: tive, então, o prazer de conhecer a história da Patrícia (também conhecida como Paty) que, assim como eu, também faz acompanhamento médico com o Dr. Flávio há muitos anos.

Gosto muito de conhecer outras pessoas com escoliose, independentemente de o caso ser similar ao meu ou não, afinal, isso conforta o meu coração. É bom sabermos e aprendermos um pouco mais sobre a nossa deficiência e ver que, na prática, a escoliose "não tem regras" e que tudo depende da particularidade do organismo e da genética de cada paciente. É reconfortante saber que não estamos sozinhos nesta luta contra a escoliose, e ver como uma pessoa pode inspirar a outra (até mesmo sem perceber) através da força que transmite ao encarar a situação, tecendo uma rede do bem, ajudando-se mutuamente.

O grau da escoliose da Paty é um pouco mais complexo que o meu, e a cirurgia, no caso dela, não é o tratamento indicado.

Conversamos por horas naquele dia, ela me contou muitos detalhes de sua vida, assim como eu, da minha, e nos tornamos muito amigas a partir de então. Fiquei muito feliz com nosso encontro, pois Deus, mais uma vez, estava me dando a oportunidade de conhecer alguém com quem pudesse compartilhar histórias e realidades bem diferentes. Comentei com a Paty sobre o meu trabalho, e ela ficou muito empolgada em saber que alguém havia escrito um livro retratando a realidade das pessoas portadoras de escoliose. Fiz questão de convidá-la para o meu evento também, porém, infelizmente, em virtude de morar numa cidade um pouco mais distante da minha, ela disse que não poderia comparecer, mas que estava muito honrada pelo convite.

Venho mais uma vez exaltar Jesus Cristo e agradecer a ele por ser tão maravilhoso em minha vida, pois, até o sonho de escrever e publicar um livro foi Ele quem plantou em meu coração. Diversas vezes encarei as adversidades de maneira equivocada e quis desistir deste projeto, mas Deus nunca deixou que isso efetivamente acontecesse, pois Ele sabia que eu conseguiria ir até o fim e que iria fazer a diferença na vida de alguém. Antes mesmo do evento que marcaria o lançamento oficial da minha obra, Jesus, como sempre fez, começou a colocar pessoas abençoadas em meu caminho para me dizer palavras bonitas e me incentivar a ir cada vez mais longe com meu objetivo.

Cada *feedback* que recebi e recebo até os dias atuais serve como incentivo para que eu possa ajudar cada vez mais pessoas com escoliose, e essas duas meninas que conheci, antes do meu evento acontecer, foi Jesus que as enviou, para mostrar que todo o trabalho já havia valido a pena e que eu poderia ir cada vez mais longe com este propósito.

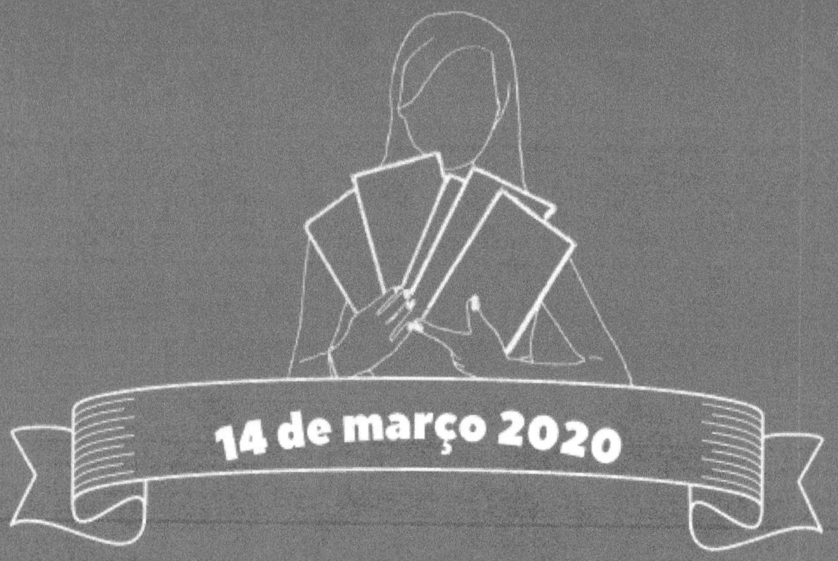
14 de março 2020

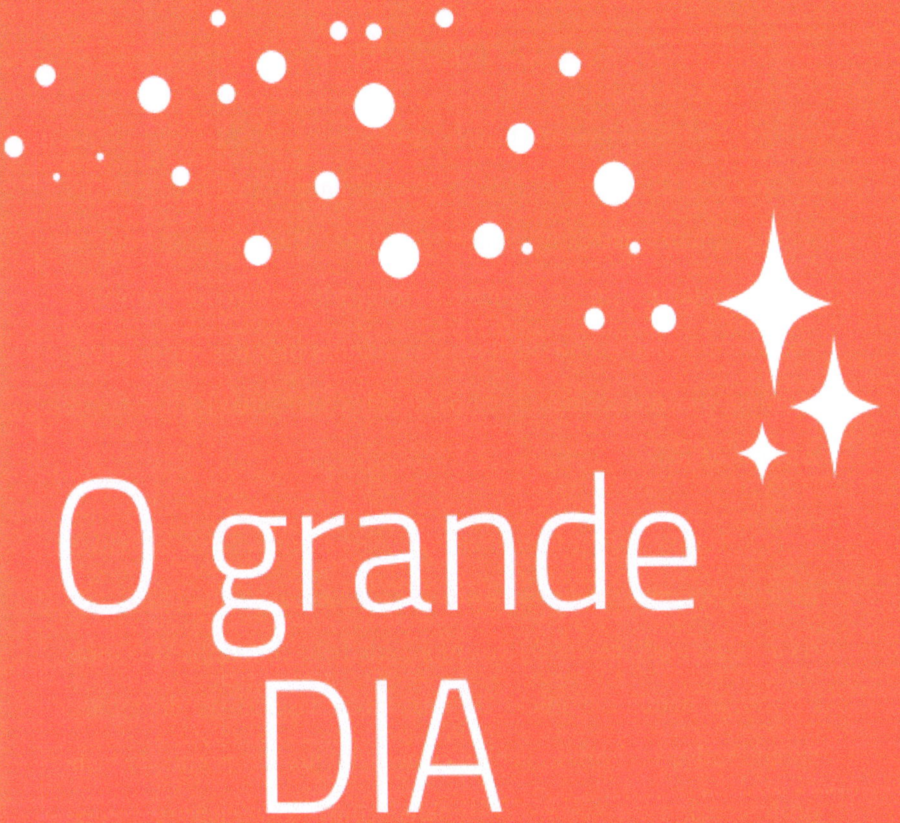

O grande DIA

Capítulo 4

O grande dia

Sou uma pessoa movida à base de sonhos, gosto de ter sempre um objetivo a ser alcançado em minha vida e, por mais que alguns sonhos pareçam improváveis (aos olhos de terceiros) ou muito distantes de se tornarem realidade, gosto de provar o contrário. Tenho como meta superar minhas próprias expectativas, a fim de concretizar meus sonhos, sempre colocando Deus à frente e acima de tudo.

Ter passado por uma cirurgia para a correção de escoliose, deficiência com a qual nasci e a cujo tratamento dediquei boa parte da infância e adolescência, foi um grande feito em minha vida, pois a cirurgia marcou o início de uma nova fase, cheia de muitos aprendizados e vitórias. Tenho ciência de que, do ponto de vista profissional, a escoliose é considerada uma deficiência sem cura, com a qual nós, pacientes, sempre teremos que conviver, independentemente do grau da deformidade e do tratamento que realizarmos (fisioterapias, uso de colete ortopédico e/ou procedimento cirúrgico).

14 de março de 2020

Esta foi a data que marcou o início de uma nova etapa da minha vida, quando eu, oficialmente, me intitulei escritora e passei a divulgar o meu trabalho, em busca de ajudar outras pessoas com escoliose pelo Brasil afora, através da minha experiência em relação a essa deficiência. Como já mencionado anteriormente, o lançamento do livro aconteceu na Câmara Municipal da minha cidade, um local muito bonito, moderno e que comportava o número de pessoas compatível com a quantidade de convidados.

O tão esperado dia 14 de março (data da realização do meu maior sonho) começou bem cedo para mim. Logo pela manhã, fui a um salão de beleza da minha cidade, onde me dei o luxo de obter os cuidados de profissionais para cuidar de minha beleza, afinal, esse era um dia muito importante, que eu almejada eternizar com muitas fotografias e filmagens.

Durante o período vespertino, meus pais foram até o local do evento para cuidar dos preparativos do pequeno coquetel que havíamos planejado para aquela noite. A instalação dos equipamentos (som, telão etc.) ficou por conta do Fábio, um dos funcionários da Câmara que se disponibilizou para cuidar desses detalhes.

Alguns meses antes, eu havia convidado para ser o mestre de cerimônias, o radialista-cerimonialista Ardevino, uma pessoa muito querida e conhecida dos meus pais há anos. Na época, ele aceitou de muito bom grado o convite, porém, infelizmente, devido a uma enfermidade, ele veio a falecer semanas antes da data do evento. Diante do acontecido, convidamos o Sr. Alcides, que também é radialista e conhecido da minha família há anos, para assumir a função e ele, de imediato, se dispôs a cuidar das apresentações, pelo que ficamos muito gratos.

Após sair do salão de beleza, fui almoçar num restaurante da minha cidade para que em seguida pudesse ir até o local onde o evento seria realizado a fim de ajudar meus pais (que já estavam lá desde cedo). Eu simplesmente adoro o clima de pré-eventos, gosto muito de ajudar na organização e de cuidar dos preparativos para que tudo saia perfeito. E desta vez não foi diferente, até porque era o dia da realização do meu maior sonho, logo, a empolgação e a ansiedade estavam ainda maiores. Eu mesma dispus os livros sobre uma das mesas na entrada do salão, para que eles ficassem visíveis e de fácil acesso, de forma que os convidados pudessem conhecer o meu trabalho e, caso quisessem, adquirir um exemplar para ser autografado. Para presentear os convidados, havia encomendado também alguns chaveiros com a foto da capa, no formato de coração com a ponta voltada para o lado direito, fazendo referência ao título do livro.

Estava quase tudo pronto, e a minha ansiedade estava a mil. Meus pais e eu chegamos ao local do evento cerca de uma hora antes do horário previsto nos convites. Meu amigo Vitor, junto com o Fábio, já estava fazendo os últimos ajustes no som, para que pudéssemos dar início ao evento.

Os primeiros convidados começaram a chegar. Meu coração estava disparado, de tanta felicidade, por estar vivenciando um momento tão especial. Logo, as cadeiras do salão foram sendo ocupadas por pessoas muito queridas, entre elas, meus familiares, amigos, colegas de trabalho, conhecidos dos meus pais, meus professores da faculdade e alguns também da escola onde cursei o ensino médio. Pessoas que nunca imaginara poder reunir em um único local estavam lá, naquela noite, comemorando a grande conquista comigo.

Exatamente às 19h30, o Sr. Alcides deu início à cerimônia de abertura, enquanto eu literalmente tremia, de tanta ansiedade e pela felicidade de estar realizando esse sonho. Primeiramente, agradecemos a todos pela presença naquela noite tão especial e, logo em seguida, realizamos um minuto de silêncio em memória do radialista Ardevino, querido e conhecido por todos na cidade, e a quem não poderíamos deixar de homenagear.

Demos início, então, às apresentações que havíamos preparado. A primeira foi um vídeo por mim editado, no qual apresentava uma breve retrospectiva, com fotos e vídeos, desde o meu nascimento, narrando um pouquinho da minha história, relatando fatos importantes e que marcaram muito a minha trajetória. Na sequência, foi apresentado o depoimento que minha mãe, Kátia, e meu pai, Roberto, haviam gravado para mim, expressando quanto sou importante na vida deles e como estavam orgulhosos dessa minha grande conquista. Foi impossível segurar as lágrimas nesse momento, afinal, meus pais são a minha fortaleza e a maior inspiração da minha vida, a quem serei eternamente grata por tudo que já fizeram e fazem por mim até hoje.

Por motivo de força maior, o Dr. Flávio Porto não pôde comparecer ao meu evento, mas esteve presente na tela também, com o depoimento que alguns dias antes havia gravado para mim nas redes sociais, contando como foi tratar uma bebezinha com escoliose, quando ele iniciava sua carreira na cidade de Presidente Prudente-SP e, depois, vê-la crescer e acompanhar seu caso até os dias atuais. Eu estava em êxtase, é impossível descrever a emoção e a felicidade naquele momento, assistindo àqueles depoimentos, de pessoas tão especiais em minha vida. As lágrimas corriam sobre o meu rosto, minhas mãos tremiam e minha maquiagem já estava toda borrada, mas por um sentimento maravilhoso de muita gratidão. Recordo que, de cima do palco, pude observar que muitas pessoas também estavam emocionadas, assim como eu, ao ouvir palavras tão bonitas, de pessoas tão especiais.

Após os depoimentos, o Sr. Alcides chamou ao palco o Vitor, para sua apresentação. Como havíamos combinado, o repertório seria de sua escolha, mas meu pedido, em especial, é que cantasse a música "Conquistando o impossível". A canção já é bonita por si só, e na voz do Vitor, ficou simplesmente sensacional. Esta música tem um significado muito especial para mim, e ouvi-la no dia do lançamento do meu livro me proporcionou uma emoção muito maior do que consigo expressar em palavras. Enquanto o Vitor cantava, observei que a maioria dos convidados também tinha os olhos cheios de lágrimas, pois ficaram comovidos de ouvir minha história sob um outro ponto de vista, uma Thayna que desde pequena enfrentou inúmeros desafios.

Só sei dizer que desse momento, a lembrança é de estar aos prantos, de tanta felicidade. Meus pais resolveram, então, subir no palco e me dar um abraço apertado, enquanto eles também choravam de emoção, e olha que não é nada fácil ver meu pai chorar. Naquele momento, uma grande paz me envolveu e um imenso sentimento de gratidão e vitória me invadiu: eu venci a escoliose e consegui lançar o meu livro contanto minha história!!!

Após o término da canção, demos início à sessão de autógrafos. Sentei-me à mesa, enquanto uma fila de pessoas se formava na lateral do salão. Meus familiares me auxiliaram na distribuição dos livros e eu, finalmente, pude executar a assinatura que havia treinado há alguns dias. Sonhei muito com esse momento e fiquei muito feliz e lisonjeada com a presença de todas as pessoas que foram prestigiar essa noite tão especial.

Mal sabia eu que a ocasião seria tão marcante, tendo em vista também a situação em que breve nos encontraríamos e que mudaria nossas vidas por um bom tempo. Com cada pessoa para quem autografei o livro, tirei uma foto naquela noite, e tive a oportunidade de trocar um abraço. Inclusive um abraço coletivo em meus amigos (e um deles até chegou a brincar, gritando: "corona vírus"). Até o momento, só tínhamos conhecimento de que o tal vírus estava se alastrando pela China, mas não imaginávamos a proporção do problema que passaríamos a enfrentar nas semanas seguintes. Enfatizo o abraço, pois, infelizmente, por questão de segurança, ele foi uma das demonstrações de afeto e carinho da qual tivemos que nos desacostumar no ano de 2020.

Meu evento aconteceu no dia 14 de março de 2020, alguns dias antes de o mundo todo se colocar em estado de alerta devido a um vírus, proveniente da China, até então desconhecido não só pela maioria da população, mas até pelos cientistas, o SARS-CoV-2 (também conhecido como coronavírus), que mudou drasticamente a realidade de todos nós, diante da ameaça de uma grave doença que recebeu o nome de Covid 19 (do inglês, ***Corona Virus Desease***, surgida em 2019).

A partir daí, desde que a Covid foi declarada uma pandemia, tivemos que nos acostumar com quarentenas, uso de máscaras, distanciamento social e muito álcool em gel, para nossa própria segurança e a dos outros. O ano de 2020 nos pegou de surpresa e trouxe muitas mudanças na vida de todos nós, mas, ainda assim, para mim, foi um ano de conquistas também.

Como sempre digo, tudo na vida acontece por um propósito, e Deus permitiu que o sonho de lançar meu livro acontecesse às vésperas dessa reviravolta do mundo. Antes de a pandemia se instalar, tive a chance de reunir pessoas muito queridas e importantes em minha vida para compartilhar comigo a realização do meu sonho, o que fez esse momento ainda mais especial.

Após todos os livros serem autografados, os convidados foram para o *hall* principal do salão onde foi servido o coquetel e assim finalizamos a noite, com uma sensação maravilhosa de "dever cumprido" e de concretização de um projeto de esclarecimento sobre a escoliose, que estava apenas começando.

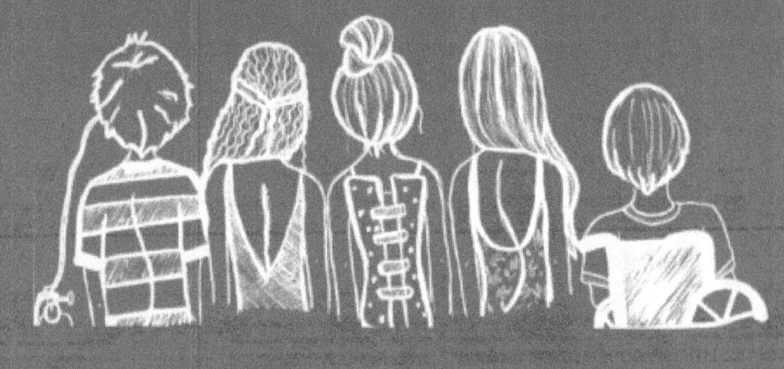

VOCÊ NÃO ESTÁ SOZINHO (A)

nessa luta contra a

Escoliose

Capítulo 5

Você não está sozinho (a)

Acreditar, essa foi a palavra que me motivou, ao longo de vários anos, a nunca desistir dos meus objetivos. Na vida, nem sempre estamos totalmente prontos, ou dispostos, a enfrentar uma situação que pode delinear nosso destino e, às vezes, precisamos de tempo não só para refletir, mas também para nos dispor a encarar os desafios com que nos deparamos.

Durante minha jornada de luta contra a escoliose, minha família e eu tivemos que enfrentar diversos desafios desde muito cedo como: inúmeras consultas, ressonâncias magnéticas, tomografias, exames de Raio X, uso de coletes ortopédicos, palmilhas etc., e precisamos também tomar decisões importantes que definiriam a minha qualidade de vida em um futuro bem próximo: realizar ou não uma cirurgia para correção da escoliose.

Apesar de reconhecer que esse procedimento indicava a possibilidade de melhorar a condição de minha coluna vertebral, confesso que tomar essa decisão não foi uma tarefa fácil. Durante boa parte de minha infância e adolescência, convivi com os sentimentos de medo e insegurança. Era difícil aceitar que, entre tantas pessoas no mundo, fui "escolhida" para enfrentar essa situação, cuja realidade uma pessoa tão jovem e inexperiente como eu se negava a admitir, ou enxergar nela um propósito naquele momento. Ao longo desse período de insegurança, inúmeras vezes saí do consultório do Dr. Flávio com a notícia que a cirurgia estava prestes a acontecer. E todas as vezes em que recebia esse encaminhamento, por algum motivo (que considero divino) ele era com frequência adiado.

Em face de tais circunstâncias, minha família e eu nos questionávamos se seria ou não viável operar naquela época, mas em momento algum perdemos a nossa fé. Mesmo diante das adversidades, nós sabíamos que Deus estava cuidando dos mínimos detalhes para que tudo acontecesse na hora certa, ou seja, quando eu estivesse preparada fisicamente e psicologicamente para o que teria que enfrentar. Ao relembrar minha adolescência, hoje consigo enxergar o que não via antes. Em diferentes momentos, e de diversas maneiras, Deus estava me fortalecendo e me preparando para que eu pudesse atingir a vitória.

Sempre soube que, em algum momento, o dia da cirurgia iria chegar, e não havia como evitá-la, mas confesso que, por medo e insegurança, sempre pedia ao Senhor que não permitisse que ela acontecesse, pois não me sentia preparada para enfrentá-la. Na época, não podia saber em que fase da minha vida ela ocorreria, se ainda durante a adolescência, ou mais tarde, quando já adulta. Com o passar do tempo, fui percebendo que essa imprevisibilidade era necessária para me dar a oportunidade de aceitar minha situação e de amadurecer, afinal, durante esse período, pude refletir e avaliar os prós e os contras de passar por um procedimento cirúrgico. E foi então que percebi serem os benefícios predominantes em relação aos reveses e, através de um processo natural (sem a influência do meu médico e nem dos meus pais), fui amadurecendo cada vez mais a ideia, deixando crescer em meu coração o desejo de me submeter a uma operação na coluna.

Até que finalmente chegou o dia em mudei a minha maneira de conversar com Deus, pedindo a Ele o oposto do que desejara antes. A partir daí, entreguei definitivamente, em Suas mãos, todo o meu sentimento de medo e insegurança e abri o meu coração a Ele sobre tudo o que sentia em relação à cirurgia. Lembro como se fosse hoje o momento em que, sozinha em meu quarto, comecei a conversar diretamente com Deus, de modo simples e sincero, expondo a percepção que tinha de minha própria vida. Disse que finalmente estava me sentindo preparada para receber Sua benção, pronta para enfrentar a cirurgia sem medo, e roguei-lhe que determinasse quando ela iria ocorrer, enviando uma resposta à minha prece:

- Deus, se for para acontecer, me dê um sinal de que ela irá se concretizar em breve, mas se não for, permita que eu nunca mais tenha que ir ao hospital para tratar desse assunto.

Após esta minha oração, quando abri meu coração para conversar com Jesus, as coisas começaram a ocorrer de uma maneira genuína e inexplicável. O Senhor preparou diversas situações para me mostrar que estava no controle de tudo e, por meio de várias pessoas ao meu redor me disse isso, diretamente, materializando até mesmo suas palavras quando me presenteou com a famosa caneta dourada, portanto, não tinha mais motivo algum para temer.

A escoliose marcou a minha história de uma maneira muito forte, desde o meu nascimento, e sinto que de uma forma ou de outra, mesmo depois de operada e com a curvatura da coluna significativamente menor e estabilizada (me possibilitando uma qualidade de vida muito melhor), minha relação com ela não se encerraria ali. Meu nome sempre continuará sendo associado a essa deficiência, pois tomei a decisão de registrar e eternizar minha trajetória, através de um livro que tem como único objetivo ajudar outras pessoas com escoliose pelo Brasil afora. Meu sonho é disseminar o conhecimento sobre essa deficiência e poder, de algum modo, influenciar e incentivar outras pessoas a procurar um tratamento e encorajá-las a encará-lo de cabeça erguida, tendo orgulho de suas histórias. Quero representar a realidade de quem enfrenta a escoliose, pois, independente do grau da curvatura, do tipo de tratamento, ou do que desencadeou a deficiência, todos nós temos algo em comum e que nos une: a fé, a força e uma bela história de superação.

Enquanto me dedicava a escrever o livro, comecei a descobrir as etapas de criação e publicação de uma obra, bem como a ter noção da burocracia envolvida, informações de que até então não tinha conhecimento. Por conseguinte, não tinha previsão de quando conseguiria finalizar esse trabalho e realizar meu sonho, porém, estava determinada a encarar mais esse desafio, a fim de atingir meu objetivo.

Eu estava no auge dos meus 16 anos e não conhecia ninguém que pudesse me instruir sobre os diferentes estágios necessários à produção de um livro. Em virtude disso, demorei cerca de quatro anos para concluir minha obra, tendo que realizar todo o processo praticamente sozinha, mas isso não foi nenhum empecilho, pois tinha essa missão em meu coração e dela jamais iria desistir.

Como mencionado anteriormente, minha trajetória não foi fácil e, confesso, em muitos momentos cheguei a questionar os motivos por que eu fui "escolhida" para enfrentar a situação de ter nascido com escoliose. Mas agora, ao olhar para trás e analisar cada etapa do meu tratamento, posso afirmar que cada fase foi de extrema importância para que pudesse me tornar a pessoa que sou hoje, pois foi por meio dessas experiências que amadureci e fortaleci ainda mais a minha fé. Deus sempre esteve comigo em todos os momentos e me deu forças (que eu nem sabia que tinha) para vencer cada desafio.

Resolvi fazer da minha luta/história, uma lição de vida para mim mesma e para outras pessoas em situação similar à minha, no enfrentamento à escoliose. Meu primeiro livro surgiu do conjunto de registros que costumava fazer num diário virtual, para que pudesse me lembrar futuramente de todas as passagens importantes, e de como Deus cuidou dos mínimos detalhes para que tudo saísse incrivelmente perfeito! Tornar-me uma escritora, a princípio, não era uma pretensão, mas me expressar através da arte foi a melhor maneira que encontrei para fugir da ansiedade e, ao mesmo tempo, ajudar o próximo e fazer a diferença na vida de alguém.

Ter escoliose não se restringe apenas a ter uma curvatura anormal nos ossos da coluna. Por experiência própria, posso afirmar que muitas outras questões estão envolvidas, inclusive a emocional, pois a pessoa que tem essa deficiência precisa encarar tratamentos rigorosos e uma sucessão de ocorrências em sua vida como por exemplo: a mudança de rotina (quando há a prescrição do uso do colete); a necessidade de realizar exames periódicos para acompanhar o desenvolvimento da curvatura; a permanente insegurança sobre o próximo passo do tratamento (o medo que muitos têm da cirurgia); e o impacto na autoestima (a aceitação do próprio corpo e a reação aos comentários alheios que muitas vezes, infelizmente, somos obrigados a escutar).

Procuro sempre enfatizar, às pessoas que me procuram para conversar sobre o tratamento da escoliose, que cada caso é diferente, pois cada curvatura é única, e cada organismo reage, à sua maneira, aos diferentes tipos de tratamento. Logo, além de não comparar clinicamente os casos, o paciente deve confiar no profissional que o acompanha e propõe as alternativas mais adequadas à sua realidade. Mas conversar com alguém que está vivenciando ou já vivenciou uma situação similar pode ser muito enriquecedor. O diálogo e a troca de experiências com outras pessoas que também têm escoliose são reconfortantes, porque dão ao paciente a segurança de não estar sozinho nessa luta, bem como possibilitam conhecer, na prática, a realidade de diversas pessoas portadoras de escoliose pelo Brasil afora, com diferentes tipos e graus da enfermidade e submetidos também a diferentes tipos de tratamentos, de acordo com a necessidade de cada um. Além disso, propiciam a construção de vínculos e amizades que podem ajudar no enfrentamento da realidade com mais leveza e garra, dividindo a confiança de que tudo vai dar certo durante o tratamento, inspirando-se, uns nos outros, para superar o desafio "juntos(as)", com força e determinação.

Usei o colete ortopédico durante quase 10 anos da minha vida, portanto, são muitas as lembranças e histórias que tenho para contar sobre o uso do aparelho, também conhecido como meu "melhor amigo de infância", ou "colete à prova de balas" (assim apelidado por alguns amigos). Mas é interessante como as histórias se repetem. Devido ao meu trabalho com o livro, tive a oportunidade de conhecer diversas pessoas que também fizeram uso do aparelho e, conversando com elas, pude perceber que por trás de toda menina ou menino "encoletado" há uma história de aceitação da condição que impõe o uso do colete, de superação dos seus próprios desafios, de muita fé e amor-próprio também.

Não é fácil receber a notícia de que passará a ser "abraçado" por um colete ortopédico. A maioria das pessoas tende a viver um processo muito longo de aceitação, primeiramente, sobre a própria deficiência e a eficácia do aparelho no tratamento; posteriormente, sobre o impacto na autoimagem, pois, quem já viu um colete, ou precisou usá-lo, sabe que é praticamente impossível passar despercebido.

No meu caso, o tratamento com o colete ortopédico começou muito cedo (com apenas 3 anos de idade), o que me fez crescer acostumada a ele, considerado por mim apenas como um acessório a mais que precisava acrescentar ao me vestir. Por conseguinte, durante a infância, o uso do aparelho não impactou muito minha vida, porém, ao adentrar a adolescência, minha percepção sobre ele começou a mudar. É nessa fase de transição que o jovem passa a notar as mudanças naturais em seu corpo e, consequentemente procura mudar também o estilo de roupa que usa, muitas vezes influenciado, infelizmente, pelos ditos "padrões", os quais se vê obrigado a assumir, devido à necessidade de se "enturmar" e ao temor de não se "enquadrar" na sociedade ou no grupo que frequenta. Como consequência, a preocupação com a autoimagem ganha grande importância. Por sorte, com o passar dos anos, essa visão muda, e o amor-próprio começa a prevalecer.

Somos todos diferentes uns dos outros, e é incrível como Deus criou cada um de nós com características únicas, a partir das quais podemos criar nossos próprios estilos. Para isso não há regras e não deveria, igualmente, haver padrões de beleza estabelecidos. Cada um é bonito à sua maneira, com os traços que o diferenciam dos demais, de modo que se deve amar o próprio corpo do jeito que ele é, bem como se vestir para se sentir bem, sem levar em consideração a opinião de terceiros.

Todas as pessoas, independentemente de raça, cor, religião, deficiência etc. devem ser respeitadas. Deveríamos estar acostumados a entender que ser diferente é normal, mas sabemos que o preconceito ainda existe e sempre vai existir. Qualquer um de nós, em algum momento, pode ser alvo de comentários indesejados, mas é preciso evitar que eles interfiram em nossas vidas. Isso é válido especialmente para o adolescente portador de escoliose, pois o impacto das mudanças decorrentes da deformidade e/ou do tratamento pode ser expressivo, principalmente para aqueles que não conhecem outras pessoas que estejam enfrentando ou já enfrentaram situação similar.

Nas várias horas de espera no ambulatório do hospital para realizar minhas consultas, conheci e conversei com algumas pessoas com o mesmo problema, e não por coincidência, todas elas eram meninas. Como se sabe, a escoliose é mais comum em indivíduos do sexo feminino, o que não quer dizer que não atinge também os homens. Segundo os especialistas, é na adolescência, a fase do "estirão", que a escoliose pode se manifestar. E para alguns casos, o uso do colete ortopédico é indicado, a fim de estabilizar a curvatura da coluna e até mesmo reduzi-la, enquanto para outros, a recomendação é a cirurgia.

Durante o tratamento, meu médico sempre buscou deixar claro o prognóstico caso eu não operasse: a curvatura tinha tendência a se agravar cada vez mais ao longo dos anos e provocar complicações futuras, afetando, principalmente, as funções do coração e dos pulmões, quando atingisse a faixa dos 30/40 anos de idade. Esse foi, por certo, o argumento decisivo que me fez tomar a decisão de realizar a cirurgia o quanto antes, reforçada pela informação do Dr. Flávio de que um organismo jovem tem sempre aumentada a expectativa de uma boa e rápida recuperação. Embora estivesse ciente de tudo isso, até aquele momento, não conhecia ninguém que tivesse encarado tal realidade.

Por isso, e por tudo o que passei, decidi assumir a missão de, através de minhas palavras, ajudar as pessoas com escoliose e proporcionar-lhes representatividade, tendo em vista a importância de disseminar informação sobre a deficiência, pois quanto maior o conhecimento, mais fácil é para o paciente buscar o melhor tratamento e o mais rápido possível. Antes de iniciar meu projeto, não conhecia muitas pessoas portadoras dessa deficiência. Mas, com o tempo, fui descobrindo haver muitos indivíduos com escoliose pelo Brasil e mundo afora, e pude aprender muito com a história de cada um deles. Graças a contatos pela internet, conheci pessoas que, mesmo com suas limitações, encaram essa realidade muito bem e inspiram muitas outras pessoas, mostrando como é ser forte!

Entre elas, algumas, com graus leves de curvatura, que conseguiram reduzi-la significativamente, apenas com sessões de fisioterapia. Outros, que usaram colete ortopédico, como eu, e que posteriormente precisaram realizar também a *artrodese*[1] para correção

---

[1] ***Artrodese:*** fixação cirúrgica de uma articulação; artrodesia (Dicionário eletrônico Houaiss da língua portuguesa 3.0).

da escoliose, com cujas histórias certamente me identifiquei e foi impossível não me emocionar. Também expandi meu conhecimento e descobri que além dos modelos de colete ortopédico Boston (que usei por anos) e o Milwalkee (também muito conhecido), hoje em dia são usados modelos mais avançados, como o 3D e o S4D, que apresentam resultados fantásticos para o tratamento.

Por outro lado, tive igualmente a oportunidade de conversar com muitas pessoas que, por diferentes fatores, infelizmente não tiveram a oportunidade de realizar um tratamento em tempo adequado e apresentam um grau muito avançado de escoliose, caso em que a cirurgia não é mais indicada, segundo os especialistas que as acompanham. Conheci também algumas que já nasceram com uma escoliose bem severa, ou que se desenvolveu muito rapidamente num curto período de tempo, e que, por conseguinte, já precisam fazer uso de balão de oxigênio e/ou de cadeira de rodas.

Depois que me dediquei a divulgar meu livro nas redes sociais, entrei em contato com alguns meninos que também têm escoliose, apesar de a deformidade ser mais comum, como mencionado, em indivíduos do sexo feminino. Pude, então, convidá-los a compartilhar seus relatos em minhas páginas das redes sociais, oferecendo-me como uma ponte para que possam se conhecer uns aos outros e trocar experiências entre si. Sinto que há uma lacuna de informação em relação a casos de escoliose em pessoas do sexo masculino, a qual precisa ser preenchida com a exposição de experiências, por isso tomei a iniciativa de incentivá-los a publicar suas histórias a fim de expandir a conscientização sobre a escoliose para todos.

Como já citei anteriormente, durante a fase de ansiedade e aceitação por que passei ao longo do tratamento, conhecia poucas pessoas que já tivessem vivido a mesma situação, mas, atualmente, posso perceber um número expressivo e crescente de pacientes de escoliose que não têm vergonha de contar a sua história, nem de mostrar seu colete, sua curva e sua cicatriz. Fico muito feliz em ver como se amplia a quantidade de influenciadores sobre este assunto e, principalmente, em fazer parte dessa comunidade. Espero, do fundo do meu coração, que o tema seja cada vez mais discutido e divulgado, a fim de conscientizar as pessoas de que a escoliose existe e pode ser tratada. E o que estou tentando dizer, com a descrição de todos esses casos, é que se trata de uma deficiência que varia muito de pessoa para pessoa, e cada um deve encontrar a melhor maneira de encarar a realidade e se amar do jeito que é.

Apesar de a escoliose ser ainda um tema muito pouco divulgado, em comparação a outras doenças e deficiências sobre as quais são elaboradas e lançadas campanhas de conscientização, quando alguém passa a se dedicar a falar sobre o assunto, acaba influenciando outras pessoas a tornarem públicos também seus relatos. Antes de resolver contar minha história, não tinha ideia de como era grande a incidência da escoliose. Confesso que não esperava tal repercussão a meu projeto e não imaginava quantas pessoas maravilhosas e vivências emocionantes iria conhecer.

Caro leitor, espero ter conseguido transmitir um pouco da realidade de quem tem escoliose no Brasil, e caso você faça parte dessa comunidade, inspirá-lo a encarar a situação de cabeça erguida e com muita fé. Ainda, quando se sentir preparado, que possa compartilhar a sua história também, de modo que sejamos capazes de disseminar cada vez mais informações sobre o assunto, a fim de ajudarmos o próximo, afinal, não estamos e nunca estaremos sozinhos nessa luta!

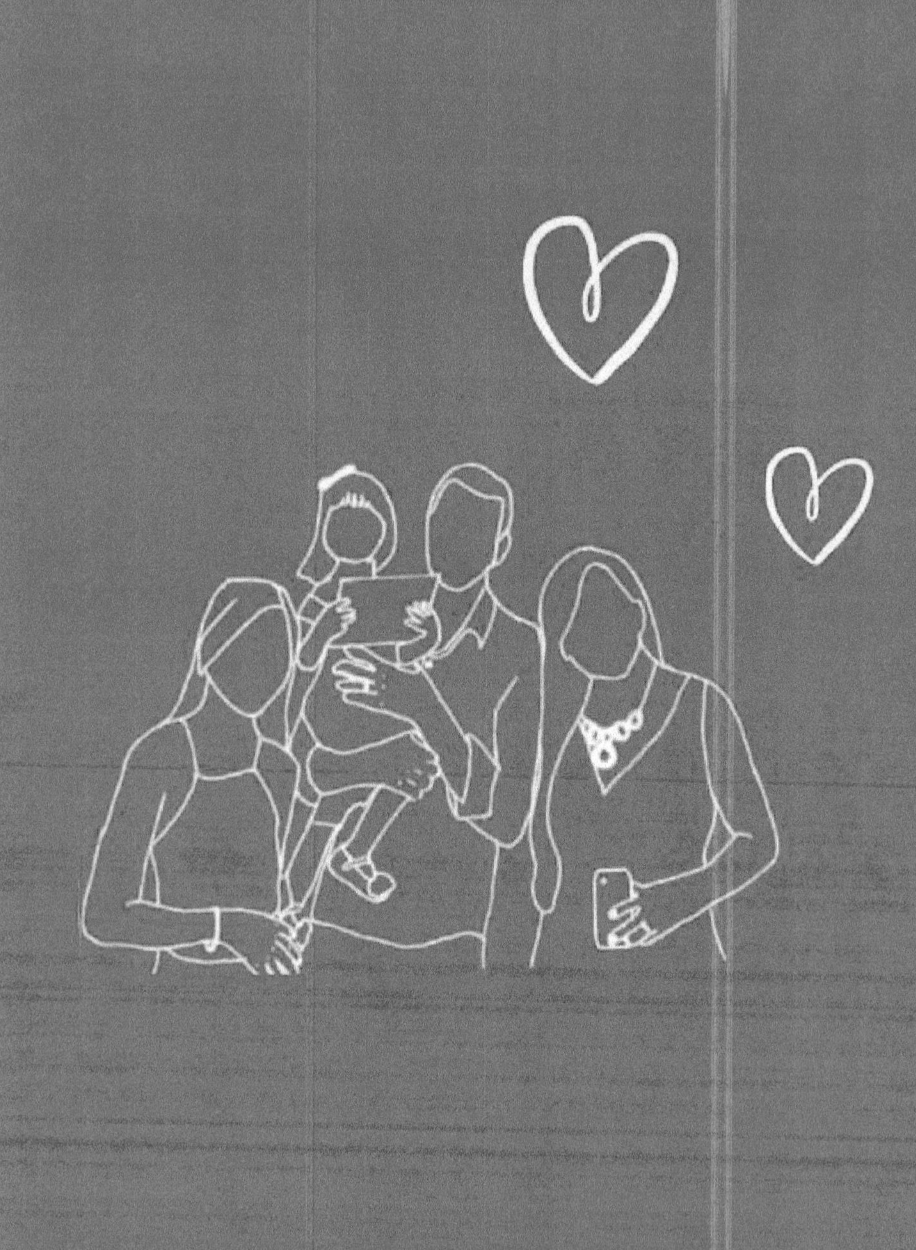

A VISÃO DA FAMÍLIA

Por: Kátia Batista

Capítulo 6

A visão da família

Desde o primeiro dia em que tive um exemplar do meu livro em minhas mãos, passei a pedir a Deus, em todas as minhas orações, que ele chegasse às pessoas certas e na hora exata em que elas precisassem receber uma mensagem de fé. E, a partir desse dia, Deus não mediu esforços para que esse propósito começasse a se cumprir de modo surpreendente em minha vida. Já perdi a conta de quantas pessoas maravilhosas e histórias emocionantes tive a honra de conhecer, depois que tomei a iniciativa de incentivar a conscientização sobre a escoliose através do meu livro. Conheci pessoas de diferentes idades e regiões do país, que enfrentavam realidades bem distintas em relação ao tratamento da deficiência.

Um grande percentual dessas pessoas, com quem tive a honrosa oportunidade de conversar, estava na fase de "descoberta" da deficiência, momento este de fragilidade, em que é comum as pessoas buscarem, primeiramente, a aceitação do próprio corpo, em seguida, a recomendação de um bom profissional que lhes passe a segurança de obter o melhor tratamento e, por último, a aceitação do tratamento em si (fisioterapia, colete e/ou cirurgia). Não é fácil ter escoliose, e eu compreendo que seja impactante, para muitos jovens, passar por esse processo sozinhos(as), sem conhecer ninguém que já tenha enfrentado a mesma situação (o que ocorre na maioria das vezes), para conversar e trocar experiências.

Fico muito feliz, por conseguinte, em poder assumir esse papel na vida de alguém, seja através do meu livro ou através das minhas postagens nas redes sociais, transmitindo minha mensagem de fé a outras pessoas e sentindo que, após a nossa conversa, elas acabam mais aliviadas e seguras em relação a seu tratamento. É gratificante demais conseguir ajudar outras pessoas com escoliose, e cada *feedback* que recebo sobre meu livro serve como um incentivo para ir cada vez mais longe com este projeto que Deus me enviou como propósito.

Através das experiências que passei a vivenciar todos os dias depois que iniciei esse trabalho, conheci pessoas com graus bem distintos de comprometimento da coluna. Por incrível que pareça, porém, em algumas situações, meu livro não chegou diretamente a suas mãos. Em diversas ocasiões, Deus fez com que ele lhes fosse presenteado por familiares e amigos, os quais vislumbraram no livro a oportunidade que buscavam para ajudá-las a enfrentar essa situação tão difícil exatamente quando mais precisavam.

A maioria dos meus leitores são pessoas portadoras de escoliose, porém, o meu segundo maior público é composto por mães de pacientes. Quando converso com uma delas, acabo conhecendo sua história de um ponto de vista diferente, porém, é impossível não perceber quanto de amor perpassa suas palavras. E todas elas têm algo em comum: acabam vivendo intensamente a luta contra a escoliose junto com os seus (suas) filhos (as) e, mesmo ansiosas e preocupadas diante das adversidades que encontram durante o tratamento, pelo bem-estar deles, não deixam transparecer suas inseguranças. Atitude essa muito benéfica, afinal, os pais são o maior apoio e a referência em sua vida.

Recordo-me de que, em uma determinada fase, passei a me sentir muito insegura em relação ao meu corpo e ao tratamento que me era proposto. Tinha vontade de poder conversar com outras pessoas portadoras de escoliose e compartilhar experiências sobre a tão temida cirurgia, porém, ao mesmo tempo, era muito tímida para buscar esse tipo de ajuda, o que percebo, atualmente, também em outros(as) meninos(as).

Minha mãe, então, na tentativa de confortar o meu coração em relação ao tratamento, não mediu esforços para me ajudar. Começou a pesquisar depoimentos e vídeos, bem como a buscar contato com alguém com quem eu pudesse conversar, mas naquela época, não havia tanta informação disseminada na internet, nem se encontrava tão facilmente, nas redes sociais, relatos do ponto de vista do paciente, como há hoje em dia. Mesmo diante de tais circunstâncias, minha mãe conseguiu localizar algumas exposições de pessoas com escoliose que tinham enfrentado a cirurgia. Não me pautei, no entanto, pela comparação dos casos relatados, que eram, na maioria, totalmente diferentes do meu, pois sabia que a escoliose pode se desenvolver de diferentes maneiras, de acordo com o organismo de cada um.

De qualquer forma, esses relatos foram uma experiência muito enriquecedora para mim. Através deles, pude me inspirar na força daqueles que também tinham escoliose e, principalmente, perceber que não estava sozinha na luta contra essa deficiência, que outras pessoas já haviam enfrentado tal situação (a cirurgia), assim como eu a enfrentaria. E esse foi, posteriormente, um dos motivos que me impulsionaram na concretização do projeto de disseminar informação sobre a escoliose através da literatura.

Deus sabe a hora certa de tudo acontecer e, graças a Ele, o meu primeiro livro, “Para guardar do lado direito do peito”, chegou às mãos de inúmeras pessoas do momento exato em que precisavam ouvir uma palavra de apoio. E muitas delas me procuraram para conversar após a leitura. No contato com elas, pude observar que, mesmo com a acessibilidade à internet, alguns portadores de escoliose ainda têm receio de pesquisar sobre o assunto e até mesmo de conversar com quem já passou pela mesma experiência. Mas, como já mencionado, em diversas ocasiões foram os pais de pacientes que buscaram informações para levar até eles, o que considero uma atitude muito bonita, uma das maneiras mais incríveis de demonstrar o amor: ajudar os filhos e vivenciar a situação como se fosse sua.

Gostaria, então, de demonstrar neste capítulo, minha admiração a vocês, mães, pais, familiares e amigos que buscam incansavelmente ajudar quem vocês amam. Que Deus os abençoe grandiosamente todos os dias, e saibam que essa atitude faz toda a diferença! Sei que todos também têm uma bela história de superação para contar.

E, principalmente, gostaria de agradecer e demonstrar todo o meu amor aos meus pais, Kátia e Roberto, por tudo que fizeram e fazem por mim e pela minha irmã até hoje, e ressaltar que sempre que possível, farei de tudo para tentar retribuir e demonstrar a minha gratidão a vocês.

Como tenho a ciência que muitos dos meus leitores são pais de pessoas portadoras de escoliose e têm também uma bela história de superação para contar, com o intuito de incentivá-los a compartilhá-la, abro aqui um espaço para que a minha mãe Kátia, conte a minha história a partir de seu ponto de vista: como foi descobrir que a filha nasceu com escoliose e como foi encarar o tratamento. Espero que muitos de vocês, familiares de pessoas que nasceram com essa deficiência, ou vieram a desenvolvê-la, possam se identificar e saber que também não estão sozinhos.

***

Depoimento: Kátia Batista

Hoje vou falar um pouco da minha filha primogênita, Thayna Giovana. Ser mãe aos 19 anos de idade, mudar o rumo da vida em questão de meses – deixar a casa dos pais, abandonar estudo e trabalho, mudar de cidade – e ter uma filha com escoliose, tudo de uma vez, não foi fácil.

Lembrar isso tudo é como passar um filme na cabeça da gente, e o choro é certo! E voltam os questionamentos: por que com ela, por que com a gente? Desde que nasceu, a Thayna foi diagnosticada com escoliose. O tratamento começou ainda na maternidade. Os médicos já sabiam. Nós e que não sabíamos o que teríamos pela frente.

No princípio, por ela ser muito pequena, os médicos não faziam exames de Raio X, e o tratamento se pautava apenas em orientações. Aprendemos como segurá-la corretamente no colo. Durante o sono, era preciso utilizar um apoio nas costas, buscando amenizar a curvatura, mas isso era um incômodo. Ela chorava muito devido ao desconforto, e a alternativa era retirar o apoio e aguardar que se acalmasse, para repetir a operação. Depois de uns quatro meses, começaram as visitas ao ortopedista e, à época, não tínhamos carro próprio.

O ambulatório médico ficava na cidade vizinha – Presidente Prudente-SP – a cerca de 25 km, e tínhamos que tomar dois ônibus para chegar até lá. Levávamos a Thayna no carrinho de bebê, que ia lotado com tudo que era necessário para ela, montávamos e desmontávamos esse carrinho várias vezes até chegar ao hospital e, ao chegarmos, a luta era grande. As filas eram extensas, longa era a espera até chegar a vez de sermos atendidos. Enfim, quando entrávamos no consultório, a atenção se redobrava, muitas dúvidas surgiam. Mas o médico, bastante cauteloso, baseava-se sempre em exames para nos orientar e acalmar. Nessas consultas, meu marido sempre nos acompanhava, pois eu não me sentia segura o suficiente para levá-la sozinha. Foi muito difícil no começo, porém, ela foi crescendo e, quando começou a andar, eu não precisava mais usar o carrinho.

Com o passar dos anos, compramos um carro, obtive minha habilitação para dirigir e as coisas foram melhorando. Como tinha ainda um pouco de medo de ir dirigindo, só nós duas no carro, levava minha mãe junto comigo. Havia um lado bom, porém, nesses retornos médicos. Após as consultas, a viagem se estendia a um passeio no shopping, com almoço e visitas a algumas lojas. Aos poucos fomos nos acostumando a essa rotina e passamos também a ter acesso à tecnologia, o que tornou mais fácil obter informações por meio das redes sociais, de grupos de apoio, ONGs, campanhas etc. e nos permitiu conhecer jovens e famílias com histórias similares, aprendendo e ensinado ao mesmo tempo.

Por falar em jovem, a adolescência foi um período complicado. Nessa fase, quando se inicia a transição para a vida adulta, as mudanças físicas e psicológicas acontecem, os hormônios ficam à flor da pele e os jovens querem sair à noite, encontrar os amigos, namorar e se divertir. Para um adolescente com escoliose, esse tempo é ainda mais delicado e demanda muito apoio de familiares e amigos, pois o desconforto estético decorrente da deformidade tem grande impacto na autoimagem. É preciso trabalhar com a ideia de que ser diferente é normal, e foi exatamente o que sempre ensinamos à Thayna: se amar e se aceitar. Por esse motivo, talvez, ela tenha desenvolvido um carinho e um olhar especial para todas as pessoas consideradas especiais, assim como nós também.

Os tempos passaram e meu marido e eu começamos a pensar na possibilidade de ter um outro filho e dar um irmão(a) para a Thayna. Mas essa decisão foi sendo adiada por conta da incerteza sobre o que iria acontecer: como a cirurgia da Thayna poderia ser marcada a qualquer momento, a dúvida era como faríamos para cuidar dela, operada, e de uma criança pequena, simultaneamente.

Ter um filho especial nos transforma em uma família especial e, hoje, consigo ver o propósito de Deus. Minha filha tem uma vida normal, é saudável e tem ajudado muitos jovens e suas famílias por esse mundo afora. Todas as incertezas e o desespero do princípio dessa história se transformaram em força para enfrentarmos a situação e vencer. E a ideia, anteriormente adiada, de aumentar a família acabou se concretizando: tivemos uma outra menina, a Poliana, muito parecida com a Thayna, um encanto de criança e a alegria da casa!!!

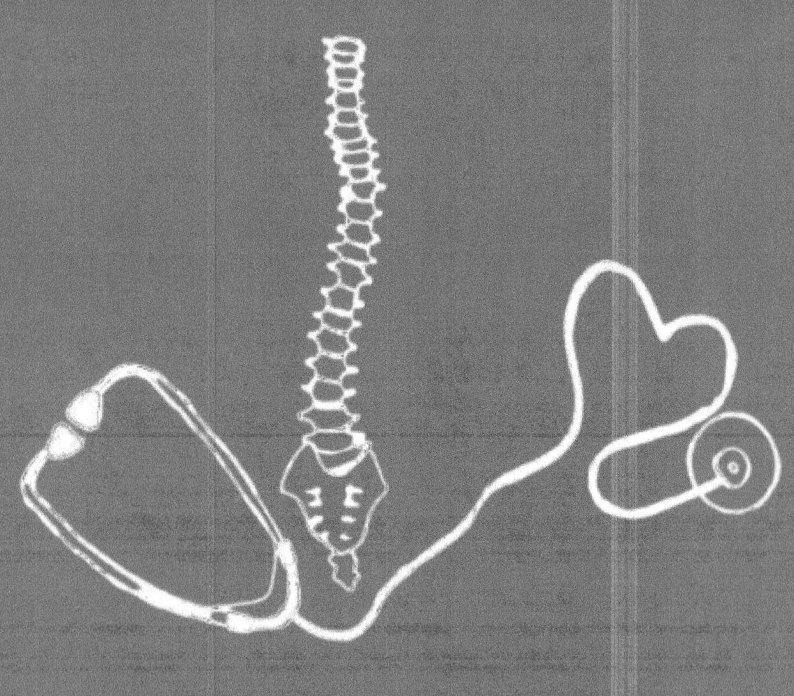

A VISÃO DO MÉDICO

Por: Dr. Flávio Porto

Capítulo 7

A visão do médico

Eu me considero uma pessoa muito privilegiada por ter realizado todo o meu tratamento, desde os primeiros dias de vida, pelas mãos de um único médico: o Dr. Flávio Porto, que me acompanha há exatos 22 anos. Além de ser um grande profissional e referência, na região, como um dos melhores médicos ortopedistas, ele também é uma pessoa muito humana, empática e visivelmente apaixonado pela sua profissão.

O tratamento inteiro com o Dr. Flávio foi realizado pelo Sistema Único de Saúde (SUS), um caminho não muito fácil para um caso complexo como o meu, o que é de conhecimento de quem sempre dependeu também do SUS. Admiro muito esse que é um dos maiores sistemas públicos de saúde do mundo, cuja estrutura permite que milhões de brasileiros tenham acesso gratuito a consultas, exames, tratamentos, vacinas etc., o que não ocorre em muitos outros países. No entanto, não podemos negar que alguns aspectos precisam ser melhorados como, por exemplo, a longa espera a que se submete, às vezes, quem precisa de algum atendimento especializado. Nesses casos, os pacientes precisam enfrentar uma fila muito extensa e, para alguns, dependendo da gravidade de seu estado, a espera pelo atendimento não é viável. Mas essa é a realidade de grande parte da população que não tem condições de realizar um tratamento particular. Por esse motivo, é muito comum ver familiares de pacientes de escoliose promovendo campanhas de arrecadação de fundos para realizar a cirurgia de coluna (cujo custo tende a ser muito alto), quando a curvatura tem uma progressão rápida e não podem esperar pelo SUS.

E é nesse contexto que nunca deixo de me impressionar, quando penso como Deus já havia planejado os mínimos detalhes da minha história antes mesmo de meu nascimento. Como já dito anteriormente, nasci com várias más formações em meu corpo, porém, a que mais se destacou foi a escoliose, deficiência que minha mãe percebeu nos meus primeiros dias de vida e foi em busca de iniciar um tratamento o quanto antes. O médico que me diagnosticou foi o Dr. Flávio Porto, em cujas mãos meus pais depositaram, com confiança, todo o meu tratamento. Segundo ele, fui um dos primeiros casos que assumiu quando iniciou sua carreira na cidade de Presidente Prudente-SP, atento a meu crescimento e ao desenvolvimento da minha curvatura, até, por fim, realizar minha cirurgia.

O Dr. Flávio participou recentemente de um projeto incrível, o "Mude a Curva", uma ação social da *Brazilian Spine Study Group* (BSSG), por meio da qual diversos médicos se voluntariaram, em uma espécie de mutirão, a fim de realizar cirurgias gratuitas em pessoas com escoliose, com o objetivo de diminuir a fila de espera do SUS. Um projeto e uma atitude simplesmente fantásticos que, com certeza, ficou marcado na vida de muita gente: primeiramente, os pacientes, que finalmente tiveram o seu grande dia de vitória; seus familiares, também, que aguardavam ansiosamente por esse momento; enfim, os profissionais que viveram essa experiência emocionante. Não poderia deixar de demonstrar aqui minha admiração a todos os envolvidos e desejar que o projeto cresça cada vez mais e continue transformando tantas vidas.

Minha família e eu somos muito gratos ao Dr. Flávio pelo seu profissionalismo, competência e empatia. Movida pelo desejo de compartilhar nossa história, a dele e a minha, convidei-o a fazer o seu depoimento e contar como é ser um especialista em tratamento de coluna, o que o levou a escolher sua profissão e como foi acompanhar o meu caso e de outros milhares de pacientes durante sua carreira.

***

Depoimento: Flávio Porto

O mesmo privilégio tenho eu, de ser escolhido como médico não só por você, mas por sua família. Tão pequenina e indefesa chegou ao meu consultório, mas tão querida e cuidada pelos seus pais, que com muito zelo e precaução foram confiando você a mim.

Em sua infância, não sabia o que fazia naquelas salas de atendimento, um pouco frias e sem graça para uma menininha, mas carregadas do calor humano pela apreensão dos pais em cada palavra por mim proferida e pelo carinho e cuidado com que eu tentava passar minhas orientações e até sobre uma possível cirurgia. Porém, lá estava você, com sua mãe sempre presente, e muitas vezes com seu pai e mãe, em cada consulta, em cada retorno. Não passava pela sua cabeça que um dia seria operada, quanto mais que escreveria alguns livros depois!

Assim foram anos e anos, você crescendo, seus pais já seguros comigo e eu sempre com muito cuidado, pois em determinado momento, percebi que a cirurgia seria necessária. Naquele momento, eu do outro lado da mesa, pensava qual seria a reação dos pais ao receberem a notícia. Tive, como sempre tenho, o mesmo cuidado para confirmar que seria um caso de cirurgia e como passar esta informação, que sei, poderia ser o fim do mundo para os pais naquele momento. Sei que é difícil ouvir de um médico que "seu filho precisará de uma grande cirurgia". Sei as questões que apertam os corações desses pais, que algumas vezes perguntam, outras não. Conhecedor disso e muito preocupado com a angústia vivida por quem cuida dessas crianças com escoliose, sempre converso e oriento muito.

As dúvidas dos pais são muitas e, para mim, merecem todo o carinho e cuidado, pois os medos são grandes. "Existe risco de minha filha não andar?" "Ficar paraplégica?" "Vai precisar de transfusão de sangue?" "Vai precisar ir para UTI (Unidade de Terapia Intensiva)?" Ela pode morrer, doutor?!" Estas são questões muito angustiantes e eu, como médico, me sinto no dever de dar todo suporte emocional, carinho e confiança, mas mostrar para eles que, baseado na ciência e em minha experiência, a cirurgia será necessária e muito benéfica. Estas informações precisam ser digeridas, compreendidas e aceitas. Restará a angústia da necessidade, mas a segurança e o conhecimento da situação os levarão adiante, até o dia da cirurgia.

Acredito que nesta altura do livro, o querido leitor tenha alguma noção sobre o que é a escoliose, mesmo assim vou explicar um pouco sobre o diagnóstico, tipos, tratamentos e algumas orientações e dicas aos pais e cuidadores.

A escoliose é uma deformidade, um desvio da coluna vertebral em forma de curva, algumas vezes com um formato de um "S". Quando olhamos a coluna em uma radiografia de frente, ela não apresenta curvas, sendo o normal ser reta ou ter discretos desvios de até 10 graus. Qualquer desvio acima disso, consideramos ter escoliose. Portanto trata-se, na verdade, de um desvio e não propriamente uma doença.

O problema da escoliose é que, se não tratada, pode ir progredindo, "entortando" mais, chegando a desvios mais graves, com alterações estéticas, ortopédicas e cardiorrespiratórias muitas vezes incapacitantes. Estes são motivos pelos quais o mês de junho foi escolhido para conscientização da importância deste desvio e sua avaliação desde a infância ou o mais precoce possível.

Segundo a Organização Mundial de Saúde, existe uma estimativa de que a Escoliose Idiopática ("idiopática" significa "sem causa conhecida") acometa de 2 a 4% da população mundial. O dia

27 de junho foi escolhido como o Dia Internacional da Conscientização da Escoliose Idiopática.

Existem vários tipos de escolioses, mas as principais são:

- Congênitas: aquelas que nascem com a criança, como um defeito na forma da vértebra.

- Neuromusculares: relacionadas às doenças com paralisia cerebral, paralisia infantil, distrofias musculares e relacionadas às doenças neurológicas.

- Idiopáticas: que acometem crianças e adolescentes e não apresentam dor. Estas são as escolioses mais frequentes e por serem indolores, acontecem muitos casos em que os pais levam seus filhos ao consultório médico e se assustam quando, em uma primeira consulta, recebem a notícia que a cirurgia é necessária.

O tratamento da escoliose idiopática deve ser iniciado o quanto antes possível para impedir alterações nas estruturas da coluna e do corpo, controle de dores e problemas cardiorrespiratórios que possam aparecer na vida adulta. Escolioses mais graves diminuem a longevidade e a qualidade de vida.

O diagnóstico precoce nos permite a realização de cirurgias de menor porte, quando são necessárias, pois quanto maior o desvio, maior e mais difícil vai se tornado a cirurgia. Todos esses são importantes motivos para a conscientização deste desvio.

Como a escoliose é um problema que tem maior frequência na adolescência, é importante que os pais passem a observar a postura de seus filhos, procurando por alguma assimetria, como a cintura desnivelada, um ombro mais alto que o outro ou, nas garotas, uma mama mais saltada ou maior que a outra.

Existe um teste que os pais podem fazer em casa e reconhecer a escoliose, que se chama Teste de Adams. Com o adolescente em pé, sem camisa, peça para flexionar ou curvar a coluna para frente como se fosse colocar as mãos no chão. Observe então qualquer diferença ou assimetria no tórax dele, tanto na região torácica quanto lombar, procurando por um lado mais alto que o outro. Você pode vê-lo de lado, de costas virada para você, de frente. Caso percebam algo ou tenham dúvidas, os pais ou cuidadores devem procurar um médico especializado em coluna vertebral.

A maioria dos casos de escoliose do adolescente não necessita de cirurgia, pois será tratada com um programa de correção postural, mudança de hábitos posturais e realização de exercícios. O adolescente precisará de um acompanhamento por alguns anos, mas o tratamento poderá ser simples e tranquilo, quando o desvio é identificado no início.

Concluídas algumas orientações sobre as escolioses, voltemos então para o dia da cirurgia da escritora. Aquele beijo e aquele tímido tchau que os pais dão para a adolescente, despedindo-se dela ao entrar na porta do centro cirúrgico, são dos mais angustiantes sentimentos que alguém pode sentir. É um momento que fica marcado para sempre no coração, um momento de reflexão, de oração, de pedir para que alguém maior lá em cima interceda na mão do médico e o guie com toda precisão necessária para o sucesso da cirurgia. Acredito que nenhum texto pode explicar o que sentem os pais. Tento me colocar na situação de pai ao lidar com essa situação, mas preciso passar toda minha segurança como médico, pois, afinal, sou eu o comandante do navio.

A cirurgia então se inicia e após algumas horas (séculos para os pais que estão aguardando notícias), quando eu e minha equipe finalizamos, conferimos que está tudo bem e chamamos a família para conversar. Os rostos dos pais nos olham pedindo para dizer o mais urgente possível que está tudo bem. Neste momento a angústia se transforma em uma alegria e gratidão também inesquecíveis.

Thayna, fica aqui meu agradecimento pela confiança depositada por você e sua família em meu trabalho. Também meus parabéns pela sua iniciativa de divulgar o que é a escoliose através de sua história de vida. Espero que este livro ajude muitas pessoas a tomarem conhecimento sobre esta deformidade da coluna. O fato de não se apresentar com dor, não chama a atenção dos pais, que muitas vezes recebem a notícia da necessidade da cirurgia já na primeira consulta, apesar de ser um tratamento com bons resultados, na grande maioria. A divulgação é, portanto, de extrema importância.

Um grande abraço para você, Thayna, e aos queridos leitores que se interessaram por este tema e estão aqui conosco!

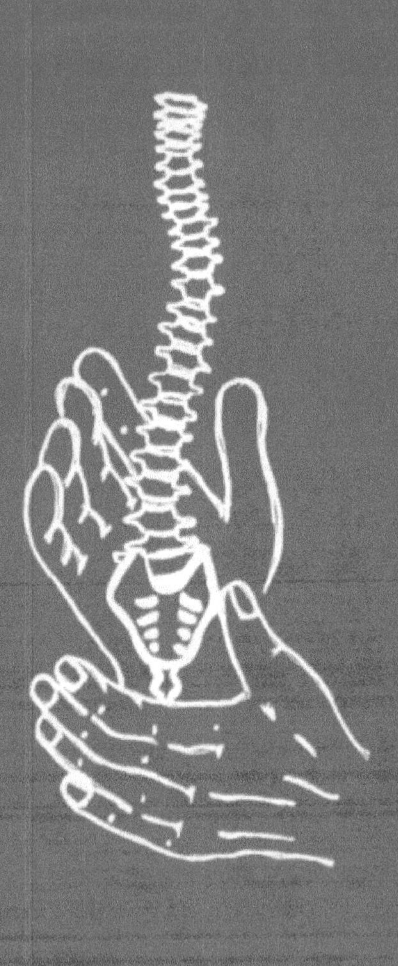

A VISÃO DO
FISIOTERAPEUTA

Por: Dr. Rodrigo Andrade

Capítulo 8

A visão do fisioterapeuta

O lançamento do meu primeiro livro marcou o início de uma nova fase em minha vida. A partir daí, dediquei-me a buscar novas histórias, enquanto compartilhava a minha, e pude, pela primeira vez e com orgulho, me sentir pertencente a uma comunidade de pessoas com escoliose.

Apesar de gostar de criar conteúdo para a internet e de ter facilidade em fazer isso, nunca havia trabalhado nessa área antes, logo, precisei me dedicar muito para conseguir alcançar a visibilidade que almejava para o meu livro. Há quem se engane ao pensar que cuidei de sua divulgação sozinha. Deus sempre esteve comigo, e foi Ele quem providenciou o destino de cada exemplar, direcionando-o às pessoas certas e no momento certo.

Foi uma surpresa para mim descobrir que o livro não estava atraindo o interesse apenas de pessoas portadoras de escoliose. Aos poucos, acabei me conectando também com alguns profissionais envolvidos no tratamento da escoliose, como médicos e fisioterapeutas, que se interessaram em conhecer a minha história e a visão de uma paciente que enfrentou desde cedo o tratamento da deficiência.

O ano de 2020 trouxe muitas mudanças, devido à pandemia da Covid-19. Em decorrência da alta incidência de contaminação pelo vírus, até então desconhecido dos especialistas, tivemos que nos adaptar a um novo modo de viver, visto não haver ainda a disponibilidade de fármacos ou vacinas para enfrentar essa doença tão perigosa. Essa adaptação significou quarentena, distanciamento social e, para grande parte da população, a dependência de recursos tecnológicos para seguir com a vida: EaD (Ensino a distância), trabalho em *home office* (para quem tinha essa opção), consultas por telemedicina e eventos *online*. As pessoas passaram a ficar cada vez mais "conectadas" a fim de manter a socialização. O que para alguns pode ser apenas uma coincidência (prefiro chamar de destino), foi exatamente nesse período que iniciei o meu projeto de conscientização sobre a escoliose através da internet e, graças a Deus, consegui alcançar muitas pessoas.

Em maio de 2020, recebi, por meio de minhas redes sociais, uma notificação de mensagem de um fisioterapeuta cujo trabalho incrível eu já acompanhava há algum tempo, o Dr. Rodrigo Andrade, fundador da Escoliose Brasil, maior rede de tratamento científico de escoliose da América Latina. O objetivo de sua comunicação era me convidar para participar do I Simpósio Sul-Americano de Escoliose, a fim de relatar minha trajetória com a deficiência no quadro "Histórias Contadas por quem tem Escoliose".

Fiquei muitíssimo lisonjeada com esse convite, pois, sinceramente, não esperava que, por causa do livro, eu poderia participar de um grande evento como esse. Estava apenas começando minha carreira como escritora e essa seria uma oportunidade incrível para compartilhar com outras pessoas um pouco da minha história, portanto, obviamente aceitei de imediato o convite, agradecendo ao Dr. Rodrigo e a sua equipe.

O I Simpósio Sul-Americano de Escoliose foi realizado totalmente *online* e gratuito, dirigido pelo Dr. Rodrigo Andrade em seu canal no YouTube, com emissão de certificado para os participantes. O evento ocorreu de 3 a 7 de junho de 2020 e contou com a presença de inúmeros convidados e palestrantes, entre eles fisioterapeutas, médicos e pacientes. Foi uma imersão num ambiente de muito conhecimento científico sobre os avanços do tratamento da escoliose, não só para os profissionais da área, mas também para pacientes e familiares.

06 de junho de 2020

Foi esse o dia em que tive a honra de contar a minha história no I Simpósio Sul-Americano de Escoliose. As mãos trêmulas diante da câmera e as palavras fugindo da mente enquanto fazia meu relato revelavam a tamanha ansiedade que estava sentindo naquele momento. Entretanto, desta vez, uma ansiedade positiva, pois eu estava muito feliz em estar ali, em uma *live* no YouTube (algo que até então nunca havia feito), me apresentando, entre 22 palestrantes, para um público de mais de 13.000 pessoas inscritas. O evento foi um grande sucesso, e serei eternamente grata ao Dr. Rodrigo pelo honroso convite.

A partir dessa data, diversos portadores de escoliose (e pessoas próximas deles) entraram em contato comigo, para conversar sobre o tratamento, compartilhar suas respectivas histórias e, também, adquirir o meu livro. É forte o sentimento de gratidão que dirijo a cada pessoa com quem tenho a honra de conversar sobre o tratamento da escoliose, e procuro fazer o máximo possível para tranquilizá-las sobre o tratamento, pois sei, por experiência própria, que não é fácil enfrentá-lo. E mais, quando esses contatos acontecem, sinto o propósito de Deus sendo cumprido, com a expansão deste projeto de conscientização.

20 de junho de 2021

Após o grande sucesso do evento no ano anterior, o Dr. Rodrigo Andrade e sua equipe da Escoliose Brasil resolveram realizar o II Simpósio Sul-Americano de Escoliose, também desta vez *online*, gratuito e com emissão de certificados aos participantes, com três dias de duração e de muito conhecimento. O evento teve a participação de inúmeros profissionais ligados à área, que falaram sobre os avanços do tratamento da deficiência e teve mais de 10.000 visualizações. Mais uma vez programaram o quadro "Histórias Contadas por quem tem Escoliose", para o qual o Dr. Rodrigo convidou novamente algumas pacientes a compartilhar seus relatos em prol de promover a conscientização sobre a escoliose. E eu, também desta vez, recebi o convite para falar da minha trajetória com a deficiência, o que foi uma grande surpresa e muito me lisonjeou, pois, por já ter participado no ano anterior, não esperava ser convidada novamente para representar as inúmeras pessoas portadoras de escoliose pelo Brasil afora.

Infelizmente por problemas técnicos com a minha operadora de internet, eu não consegui participar do evento na data programada (que era prevista para o dia 19 de junho de 2021), porém, como o evento teve a duração de três dias, o Dr. Rodrigo fez uma breve alteração na programação do evento, permitindo-me participar no último dia (20 de junho de 2021) e, graças a Deus, deu tudo certo.

Mais uma vez, o evento foi simplesmente fantástico! Naqueles três dias, muito conhecimento foi disseminado por grandes profissionais da área, cuja participação contribuiu muito para incentivar outros que também pretendem se especializar no tratamento da escoliose. Para nós, pacientes, o evento foi igualmente enriquecedor, pois tivemos a oportunidade de aprender mais sobre a nossa deficiência, e sobre como os profissionais trabalham incansavelmente para aperfeiçoar os tratamentos. E para aqueles, enfim, que até o momento não haviam procurado um tratamento, foi uma grande oportunidade de obter informação que lhes desse segurança para buscar o quanto antes uma avaliação profissional.

Diante do exposto, não poderia deixar de convidar o Dr. Rodrigo Andrade para deixar aqui o registro de sua visão, como fisioterapeuta, sobre o tratamento da escoliose.

***

Depoimento: Rodrigo Andrade

"Minha filha tem Escoliose, e agora?" "Meu filho tem Escoliose, é verdade que primeiro precisa deixar entortar a coluna e depois tem que operar?" Estas duas perguntas talvez sejam as que mais ouvi desde que comecei a trabalhar com este importante desvio de coluna que atinge milhões de pessoas no mundo inteiro, em especial (no caso da Escoliose Idiopática Adolescente – 10 a 18 anos), mais comum em meninas, numa proporção de quatro meninas para cada menino, e mais prevalente próximo à puberdade, segundo dados de um estudo publicado no *Journal Spine*, importante revista internacional da área, da qual tive o prazer de participar com a minha equipe de pesquisa da Universidade de São Paulo (USP).

Antes de mais nada, é preciso que eu me apresente: meu nome é Rodrigo Mantelatto Andrade, sou natural de Mogi Guaçu, cidade vizinha a Mogi Mirim e hoje moro em Campinas, cidade a partir da qual iniciei e desenvolvo parte dos meus trabalhos na área. Além de ter me especializado nos Exercícios Específicos para

Escoliose, também estou à frente – mais recentemente e por demanda de inúmeros pacientes – de uma fábrica de Coletes S4D, para onde trouxemos, de forma pioneira, as mais inovadoras tecnologias internacionais e as mais importantes evidências científicas, que utilizamos para o tratamento da escoliose e deformidades da coluna vertebral.

Mas estou colocando o carro na frente dos bois. Meu primeiro contato com a escoliose foi em 2005, ainda na faculdade, no terceiro ano, ao escolher o tema para meu Trabalho de Conclusão de Curso (TCC) com a orientação da professora doutora Sâmia A. Maluf, então uma referência na área. Sempre tive interesse nos tratamentos da coluna e, na época, se acreditava que a Reeducação Postural Global (RPG) era uma ferramenta para a correção desse problema, algo que até hoje não se comprovou.

De qualquer forma, apresentei o TCC com sucesso, levei o tema a diversos congressos, ainda naquele último ano de faculdade. Devido ao sucesso, a professora Sâmia me convidou para trabalhar com ela em Campinas. Sem pensar duas vezes, saí de Mogi Mirim e passei a trabalhar no Movimento Centro de Estudos e Terapia, onde permaneci por dez anos atendendo principalmente pacientes com problemas de coluna.

Nesse período, concluí meu mestrado na USP, quando, nesta mesma universidade, a Escoliose voltou à minha vida de maneira definitiva, para ficar. A amiga Patrícia Jundi Penha estava fazendo doutorado sobre a prevalência da Escoliose Idiopática do Adolescente no estado de São Paulo, por meio de um rastreamento escolar. Ela pediu minha ajuda para levantar, estatisticamente, quantas pessoas tinham a doença, e para isso avaliaria mais de 2,5 mil adolescentes. E Patrícia sugeriu que eu fizesse, no meu doutorado, um trabalho tratando os adolescentes que encontrássemos com escoliose, o que imediatamente aceitei.

O objetivo era entender se a RPG funcionava ou não para Escoliose. Para isso eu deveria comparar o RPG com algum outro método que já havia sido testado e comprovado. Comecei uma vasta pesquisa e encontrei o método SEAS (*Scientific Exercises Approach to Scoliosis* ou "Exercícios Científicos de Abordagem para Escoliose").

Mesmo lendo diversos estudos, era impossível aplicá-los em nossos pacientes durante a pesquisa, sem antes fazer uma formação na área. Então encontrei na Itália a formação Master ISICO no *Istituto Scientifico Italiano Colonna Vertebrale*, com a duração de um ano e, mais do que observá-la, resolvi me formar nela.

De volta ao Brasil, me deparei com uma grande demanda de pacientes carentes dos resultados que os Exercícios Específicos para Escoliose ofereciam. E assim, minha agenda foi se enchendo com pessoas de diversos estados do país que estavam atrás de um tratamento efetivo. O caminho estava aberto e resolvi me especializar ainda mais. No ano seguinte, com meu filho com apenas cinco dias de vida, viajei para Hong Kong para uma nova formação sobre os Exercícios Específicos para Escoliose, o curso Schroth - Scoliologic Schroth Best Practice by Dr Weiss, e os resultados positivos chegaram.

Com cada vez mais demandas vindas de todos os cantos do Brasil, abri em Campinas a primeira sede do Instituto REAB / Escoliose Brasil, em 2016. Além da fisioterapia específica, no decorrer dos anos também ficou claro que havia um desconhecimento no Brasil sobre os coletes que os pacientes deveriam usar no combate à Escoliose. Infelizmente, como o foco principal em nosso país era a cirurgia, muitos profissionais não se atualizaram e indicavam coletes um tanto quanto "medievais", cujo uso há muito foi descontinuado em diversos países.

Os melhores coletes, conhecidos tanto em outros países do continente americano quanto na Europa, são os que trabalham em três dimensões, feitos sob medida. Muitos de meus pacientes iam em busca deste tipo de colete que, com sucesso, segurava (e até reduzia, em alguns casos) as curvas da coluna.

Fiz, então, um curso sobre os coletes 3D GOSS ORTHOTIS SYSTEMS, na Colômbia, e no ano seguinte, o curso *BSPTS Barcelona Scoliosis Physio Therapy School – Hunter College*, em Nova York, nos Estados Unidos. Isso nos levou a um processo de expansão do Escoliose Brasil, com os Exercícios Específicos para Escoliose e a fabricação dos Coletes S4D. Abrimos outras unidades em São Paulo e em outros estados, tentando levar o melhor tratamento para todos os cantos do país e do mundo. Em 2021, levamos a nossa metodologia de trabalho ao maior evento sobre o tratamento não cirúrgico da escoliose no mundo, o congresso da SOSORT 2021, e então mostramos para o mundo o S4D – Brazilian Method (Método Brasileiro do Tratamento da Escoliose). Para nossa felicidade, concorremos ao pódio entre os melhores trabalhos.

Bem, espero não ter me alongado demais, mas sempre acho importante que meu interlocutor ou interlocutora conheça a história e minha busca em formações para sempre levar o melhor tratamento para cada paciente, para que possa saber que, quando falo algo sobre escoliose, estou conversando sobre um tema que estudo há muitos anos e, mais ainda, quando abordo tratamentos, é porque já os apliquei, com grande índice de sucesso.

De maneira geral, uma vez detectada a escoliose, em especial no começo, o trabalho com a fisioterapia adequada (muitas vezes com o auxílio do colete) tem altíssimos índices de sucesso e é o que deve ser feito justamente para evitar a cirurgia. O procedimento cirúrgico, mais invasivo, só deve ser utilizado nos casos em que o tratamento conservador não funcione.

Normalmente, o médico irá conversar com a família do paciente sobre as opções assim que for confirmado o desvio de coluna, porém, no Brasil, há um grande desconhecimento na área, por parte de diversos profissionais. Diferentemente de outros países, onde se identifica a Escoliose até mesmo nos bancos escolares – com exames anuais nas escolas – e a efetividade de fisioterapia específica e uso de coletes 3D ou superiores é amplamente divulgada, em nosso país, a cirurgia é a prática mais difundida e os demais tratamentos acabam relegados a segundo plano.

O mais importante, portanto, é saber o seguinte: a escoliose pode ser contida, especialmente se identificada logo cedo, e não é um impeditivo para uma vida plena – pergunte a Usain Bolt, o homem mais rápido do mundo, o único atleta a conquistar oito medalhas de ouro em provas de velocidade, sendo dez vezes campeão mundial. Sim, ele tem escoliose!

O melhor caminho para cuidar da escoliose é o seguinte: uma vez detectada, o profissional da saúde (médico ou fisioterapeuta) medirá a curvatura. Se for pequena, até dez graus, ela terá que ser observada CONSTANTEMENTE, pois o crescimento pode ocorrer em um período relativamente pequeno de tempo. Repito: tem que acompanhar mesmo, por meio de profissionais e de radiografias da coluna (Raio-X), para não ser surpreendido com uma curvatura cirúrgica pouco tempo depois.

Se a curvatura detectada for entre 10 e 25 graus, o recomendado são os Exercícios Específicos para Escoliose, quando o paciente é avaliado e o profissional define uma série de exercícios contendo a Auto Correção Ativa 3D, treinamento postural nas mais diversas atividades de vida diária, exercícios de estabilização em posturas corretivas e educação do paciente e familiares sobre a escoliose e suas consequências quando não cuidada. Nos últimos dez anos, estudos científicos de boa qualidade foram publicados mostrando que estes Exercícios Específicos podem ajudar a conter o crescimento das curvas ou até mesmo melhorá-las, evitando assim o uso dos coletes ortopédicos e o risco de uma vasta cirurgia na coluna, com redução de dores, além da melhora na qualidade de vida e na parte estética, entre outros benefícios. Neste caso, procure um fisioterapeuta especializado, com formação na área. Estes exercícios são para a vida inteira e são desenvolvidos especialmente e de maneira pessoal para cada paciente – até porque cada um tem um corpo e curvas diferentes. Sequer faz sentido um mesmo exercício para todos (muito cuidado, inclusive, com os "gênios da Internet" sugerindo soluções milagrosas para escoliose).

Já de 25 graus até 45 ou 50 (dependendo da flexibilidade e das curvas, o médico e o fisioterapeuta avaliarão esse limite), é preciso trabalhar com Exercícios Específicos juntamente com o colete ortopédico. Mais uma vez, cuidado! No Brasil há muita gente desatualizada, que sugere coletes ultrapassados e pouco efetivos, como o Milwaukee, aquele que vai até o pescoço, sabe? Que além de não obterem bons (ou nenhum) resultados tanto na prática quanto em estudos científicos, ainda são dificílimos para o paciente usar, o que compromete ainda mais os resultados.

E vale lembrar que o uso do colete normalmente deve ser acima de 20 horas por dia (só se tira para tomar banho, fazer os Exercícios Específicos e as atividades físicas), portanto, um colete errado pode prejudicar o tratamento, não conter e até aumentar as curvas e, ainda, gerar uma resistência de quem usa, para fazer o tratamento correto.

A boa notícia é que, com informação correta, tratamento adequado e disciplina – além de um trabalho conjunto envolvendo paciente, pais e profissionais da área da saúde – as chances de sucesso são enormes e o desvio terá grandes chances de ser contido ou, em muitos casos já comprovados, reduzidos. E, vale lembrar, depois da maturação óssea, não será mais necessário usar o colete, ainda que os exercícios permaneçam para toda a vida; adultos também podem se beneficiar dos Exercícios Específicos (e, vamos combinar, exercício físico é algo que mesmo quem não tem escoliose também deve fazer rotineiramente).

Temos que falar ainda das curvas maiores de 50 graus. Nestes casos, que correspondem a 0,3% do total, há uma grande chance de progressão e há que se considerar o tratamento cirúrgico. O tratamento conservador, nestes casos, pode ser um excelente aliado para preparar o corpo para a cirurgia, deixando a curvatura mais flexível e a musculatura mais preparada. Também após a cirurgia, a fisioterapia poderá ajudar os pacientes no processo de reabilitação, desde o hospital, e acelerar o retorno às atividades em geral.

Uma cirurgia na coluna não é um procedimento corriqueiro e, muitas vezes, se estamos falando de uma criança ou adolescente, mais de uma intervenção se faz necessária em virtude do crescimento. Mas o Brasil tem ótimos médicos e diversas instituições especializadas neste tipo de operação.

Com tudo isso posto, fica o recado de alguém que já teve a felicidade de ajudar milhares de pacientes a terem sucesso em seus tratamentos: ter Escoliose não precisa fazer de você um ponto fora da curva. Escoliose tem jeito e não são as curvas na coluna que definem uma pessoa. Se você tem escoliose ou tem um ente querido que tenha, saiba que a vida continua e pode ser plena, basta procurar bons profissionais para ajudar e seguir corretamente o tratamento. É preciso disciplina, empenho e atenção, mas, acredite, vale a pena!

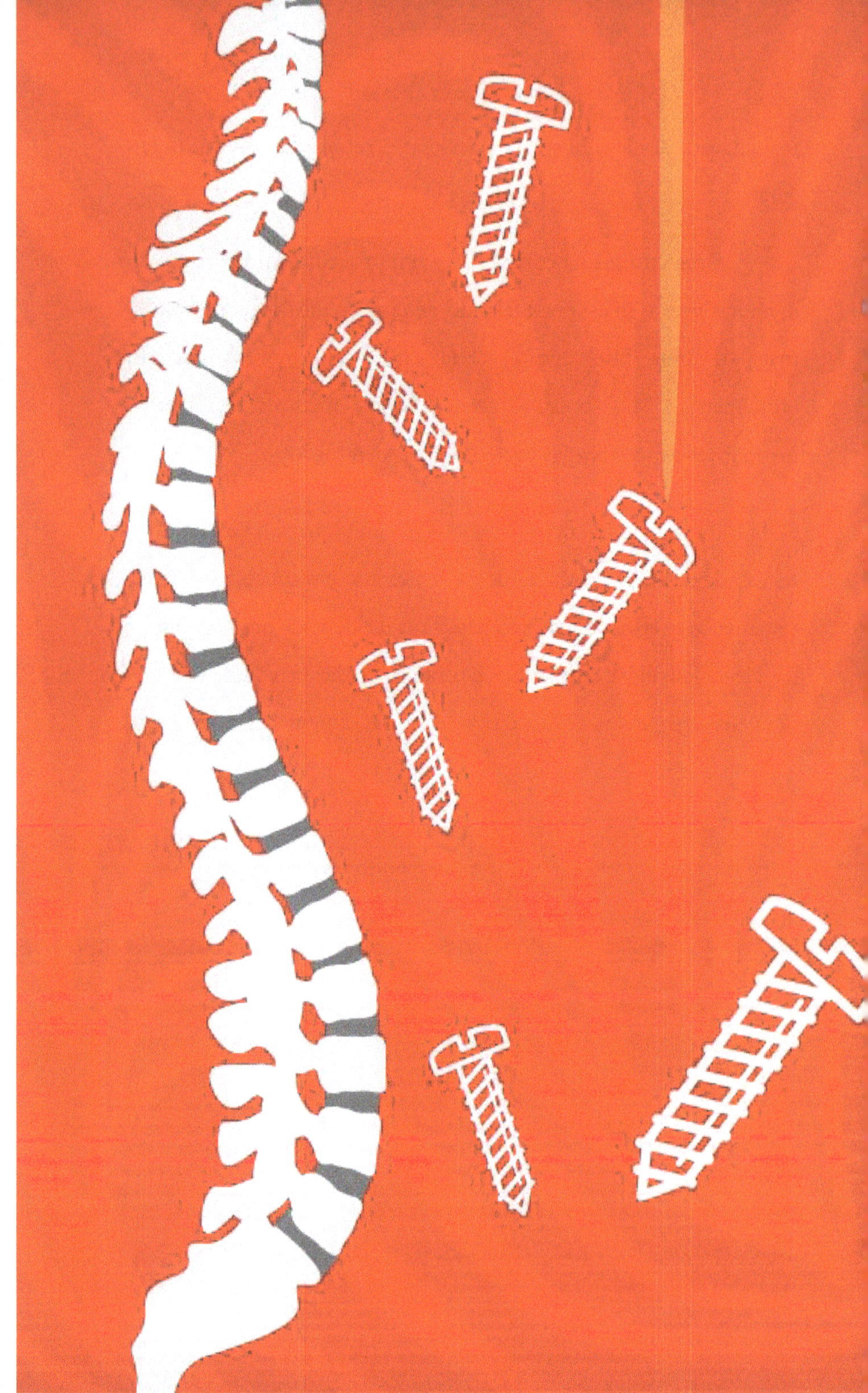

A vida com alguns parafusos A+

Capítulo 9

A vida com alguns parafusos

Da mesma criadora de "Para guardar do lado direito do peito" (ué, mas não seria do lado esquerdo?) veio "A vida com alguns parafusos a mais" (mas não seria a menos?), um livro que complementa o outro na narração do grande propósito que Deus colocou em minha vida.

Nem nos meus melhores sonhos poderia imaginar quantas coisas incríveis me aconteceriam pelo simples fato de ter nascido com escoliose, como os aprendizados que adquiri em minha vida com os desafios enfrentados desde criança e as pessoas maravilhosas que conheci através da divulgação do meu livro.

Meu objetivo principal sempre foi ajudar outras pessoas com escoliose, a partir da minha experiência, e levar a elas a palavra de Deus. Mas esse projeto foi muito além do que idealizei: o livro atravessou fronteiras e chegou a cerca de 19 estados brasileiros e a outros países, como México, Portugal e Luxemburgo até o momento. Conheci pessoas de diferentes culturas e sotaques, com quem jamais teria contato, se não fosse pela escoliose, e em todas as histórias que me foram narradas, encontrei algo em comum: a fé e a força para encarar a adversidade. Aprendi muito com as centenas de meninas e meninos com os quais tive a honra de conversar e com quem estabeleci também laços de amizade. Embora cada história tenha as suas particularidades, todas descrevem o ato de coragem que representa a decisão de encarar o tratamento de cabeça erguida e com muita fé na certeza de dias melhores. Além de pessoas portadoras de escoliose, tive igualmente a oportunidade de conversar com seus familiares e amigos, exemplos de demonstração de afeto, cuidado e muito amor ao próximo.

Simultaneamente, pude enxergar a escoliose de um outro ponto de vista: por meio de diversas *lives*, aprendi muito com profissionais – médicos e fisioterapeutas – que dedicam a vida para tratar as pessoas com essa deficiência. Também me senti muito lisonjeada quando fui convidada a participar dos I e II Simpósios Sul-Americanos de Escoliose para contar um pouco da minha história aos milhares de participantes do evento. De certa forma, estava ali representando outras meninas e meninos que também enfrentam essa situação, e muito feliz por, através de minha experiência, incentivar outras pessoas a procurarem um tratamento.

Os meus pais, as maiores inspirações da minha vida, sempre estiveram ao meu lado, me incentivando e vivenciando cada momento de tristeza ou alegria junto comigo. Quando paro para pensar nas diversas situações que minha família já enfrentou, todas elas são associadas a um momento de oração muito forte, após o qual tudo veio a melhorar. Não sou perfeita, também erro, sou ansiosa e sofro muito por antecedência diante de determinadas situações, mas Deus sempre arruma um jeito de me acalmar e de me mostrar que tudo está sob o controle Dele.

Então, por experiência própria, lhe digo, caro leitor: não tema! Deus sabe de todas as coisas, você nunca esteve e nunca estará sozinho(a) na luta contra a escoliose, pois há diversas pessoas espalhadas em diferentes partes do Brasil e do mundo que estão passando pelo mesmo que você! Não se envergonhe de sua curva, seu colete ou sua cicatriz, orgulhe-se! Pois atrás deles há uma história de fé e superação muito linda e, futuramente, você terá ótimas recordações de um momento delicado de sua vida, mas que contribuiu para o seu amadurecimento e muito aprendizado.

Procure um tratamento! Há diversos profissionais extremamente qualificados pelo país; busque uma, duas, três opiniões, se for necessário, e comece a tratar com o médico que lhe transmitiu mais confiança. Todos nós sabemos dos riscos envolvidos em cada tratamento, mas não considere os casos que não tiveram resolução positiva; o percentual dos que obtiveram sucesso é muito maior e cabe a você saber filtrar as informações e se inspirar em pessoas que incentivam positivamente. Os profissionais usam a nosso favor a ciência e a tecnologia, muito mais avançadas atualmente, por isso, não há o que temer; quanto antes procurar um tratamento, melhor será para a sua qualidade de vida.

Se você está lendo este livro e tem escoliose, saiba que eu acredito em você e que será capaz de vencer este desafio! Basta ter fé e acreditar que dias melhores virão! Sei que muitas dúvidas e medos poderão surgir ao longo do caminho, e se estiver ao meu alcance responder a seus questionamentos e confortar seu coração de alguma forma, saiba que pode contar comigo, basta me procurar para uma conversa!

Caso você, caro leitor, seja mãe, pai, ou outra pessoa que ocupe este papel na vida de alguém que tenha escoliose, saiba que suas palavras e seu apoio são de extrema importância e serão sempre lembrados, pois o cuidado dos pais com os filhos (e vice-versa) é a mais perfeita demonstração de amor.

E por último, mas não menos importante, caso você, querido leitor, seja um profissional da saúde que trata pacientes com escoliose, saiba que os admiro muito; por meio de suas mãos, diversas vidas são transformadas todos os dias. Desejo que Deus os continue abençoando para que sigam fazendo seu trabalho com excelência, pois isso faz toda diferença na vida de seus pacientes.

Em geral, gostaria de agradecer a todos vocês que acompanham o meu trabalho e já leram a minha história. Espero que de alguma forma possa ter contribuído de modo positivo em sua vida e transmitido a palavra de Deus através da minha experiência! Que Deus os abençoe!!!

ESPECIALISTAS CONVIDADOS:

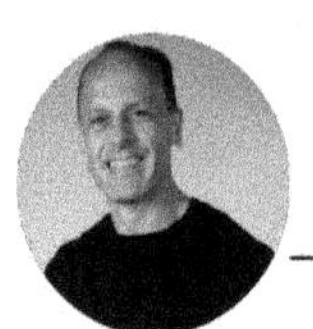

FLAVIO PORTO FRANCO PIOLA

CIRURGIÃO DE COLUNA, É MESTRE E DOUTOR EM CIÊNCIAS APLICADAS AO APARELHO LOCOMOTOR (ORTOPEDIA E TRAUMOLOGIA) - USP.

CONTATOS:
INSTAGRAM: @DRFLAVIOPORTO
FACEBOOK: DR. FLÁVIO PORTO
SITE: HTTPS://DRFLAVIOPORTO.COM.BR

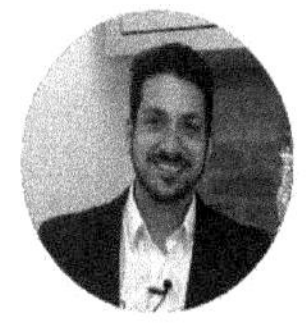

RODRIGO MANTELATTO ANDRADE

FISIOTERAPEUTA (2006)
DOUTORANDO E MESTRE (2014) - USP
C.O. E DIRETOR CIENTÍFICO DA REDE ESCOLIOSE BRASIL E FÁBRICA S4D
CRIADOR DO MÉTODO S4D (EXERCÍCIOS ESPECÍFICOS E COLETES S4D)

CONTATOS:
INSTAGRAM: @RODRIGOANDRADEFISIOTERAPIA / @ESCOLIOSEBRASIL
SITE: HTTPS://ESCOLIOSEBRASIL.COM.BR/